W0261727

Die

Desinfectionsmittel.

Von

Dr. Stanislaus Mierziński.

Mit in den Text gedruckten Holzschnitten.

Springer-Verlag Berlin Heidelberg GmbH 1878

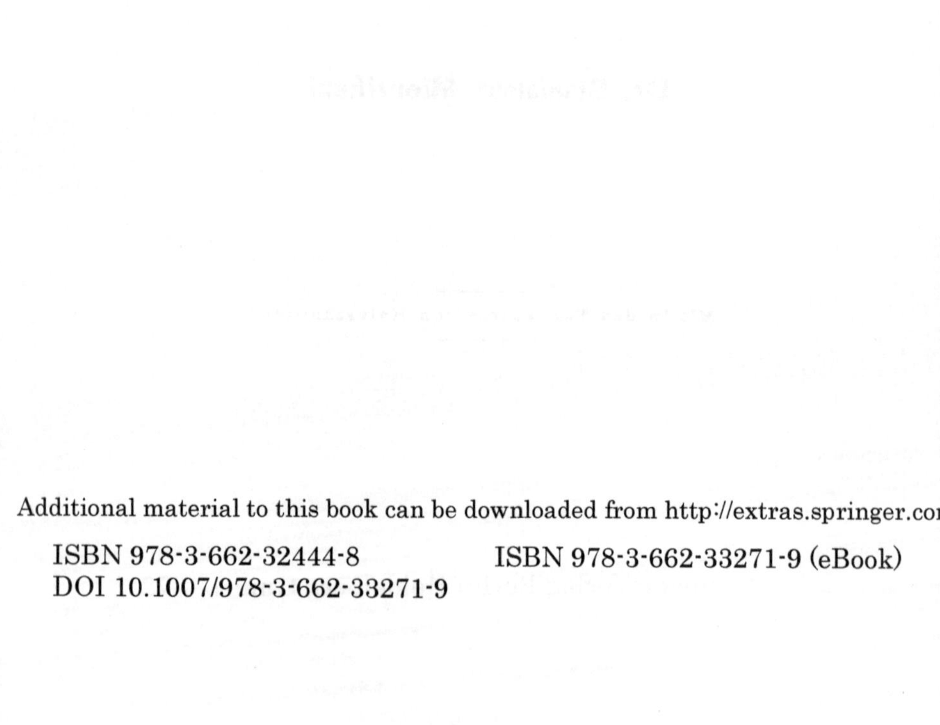

Additional material to this book can be downloaded from http://extras.springer.com

ISBN 978-3-662-32444-8 ISBN 978-3-662-33271-9 (eBook)
DOI 10.1007/978-3-662-33271-9

Bekanntlich fällt im Haushalte der belebten Natur den chlorophyllhaltigen Pflanzen die grosse Aufgabe zu, mit Hülfe der Sonnenstrahlen aus den Bestandtheilen des Bodens, des Wassers und der atmosphärischen Luft die verschiedenen organischen Stoffe aufzubauen, Sauerstoff abzuscheiden und so der Thierwelt die Stoffe zu liefern, welche sie zu ihrer Existenz bedarf. — Eine grosse Anzahl meist kleiner, und daher wenig beachteter Pflanzen, die Pilze, sind dagegen wegen ihres Chlorophyllmangels ausser Stande zu assimiliren, sie consumiren vielmehr wie die Thiere die von den grünen Pflanzen gebildeten organischen Stoffe und setzen sie wieder in einfachere Verbindungen um. Sie entziehen ihre Nahrung theils lebenden Pflanzen und Thieren: Schmarotzer oder Parasiten, theils abgestorbenen Organismen und deren Zersetzungsprodukten: Fäulnissbewohner oder Saprophyten. Der vegetative Körper (Thallus) der Pilze besteht aus verzweigten fadenförmigen Zellfäden (Hyphen), welche sich immer nur durch Spitzenwachsthum vergrössern. Die Fortpflanzungszellen oder Sporen beginnen ihre Entwicklung damit, dass sie einen Schlauch austreiben, der sich mehr und mehr verlängert, Scheidewände bekommt, und indem er sich verästelt, ein fadenförmiges Geflecht von Hyphen, das Mycelium, bildet, welches sich in und auf dem Nährboden der Pilze verbreitet. Aus dem Mycelium entspringen die Fruchtträger, aufrechte oder verzweigte Hyphen, welche die Fortpflanzungsorgane tragen. In neuerer Zeit hat man hiervon die Bakterien, auch Schizomyceten genannt, als besondere Abtheilung getrennt: rundliche (Monas), stäbchenartige (Bacterium) oder spiralige (Vitrio, Spirillum) Zellchen, die sich durch fortgesetzte Zweitheilung vermehren. Bei passender Temperatur (4—40° C.), reichlicher Nahrung und Anwesenheit von Sauerstoff bewegen sie sich meist sehr lebhaft, so dass sie früher auch für Thiere gehalten wurden; unter weniger günstigen Verhältnissen sind sie bewegungslos. In der Regel einzeln oder zu zwei, sind namentlich die kugeligen nicht selten perlschnurförmig an einander gereiht (Leptothrix) oder mit den cylindrischen zusammen in palmellaartigen Gallertmassen eingebettet (Zooglöa). Solche schleimige Massen bilden auch diejenigen Bakterien, welche sich in feuchter Luft auf Fleisch, Brod u. s. w. entwickeln und als Nebenprodukte ihrer Assimilationsthätigkeit häufig rothe (blutendes Brod), braune, gelbe, grüne, blaue (Lakmus) und violete, den Anilinfarben ähnliche, Pigmente erzeugen. Nach Schröter entspricht jeder dieser Pigmentbildungen ein specifisch verschiedener Organismus. Da sich die Bakterien und Pilze bei allen Gährungs-, Fäulniss- und Verwesungsvorgängen massenhaft entwickeln (Cohn berechnet, dass eine Bakterie unter günstigen Umständen in 24 Stunden sich auf fast 17 Millionen, in 2 Tagen schon auf 281 Billionen u. s. w. vermehren kann. 600 Millionen wiegen noch nicht 1 Gramm, aber schon nach drei Tagen könnte das Gewicht der Nachkommen eines Stäbchens über 7 Millionen Kilogramm betragen), so ist zuweilen behauptet, sie entständen durch Urzeugung (Generatio spontanea) als organisirte Zersetzungsprodukte. Es kann dagegen auf das Bestimmteste versichert werden, dass noch kein Fall vorliegt, in welchem diese Organismen auftreten, ohne dass bei gehöriger Sorgfalt ihre Entstehung aus Sporen (Conidien u. s. w.) nachweisbar gewesen wäre. So hat die aufmerksame Beobachtung gezeigt, dass die Sporen auf der Oberfläche der Eier, Nüsse u. s. w. bei hinreichender Feuchtigkeit keimen, die Keimschläuche und Myceliumfäden, selbst die unverletzten Eierschalen und die härtesten Fruchtsteine durchbohren. Das Vorkommen von Schimmel in Nüssen u. dgl. m. wird dadurch hinreichend erklärt. — Andere sehen in der Zersetzung der abgestorbenen organischen Körper nur einen, durch die verwickelte Zusammensetzung derselben prädisponirten, rein chemischen Vorgang, eine langsame Verbrennung oder Verwitterung, in den Bakterien und Pilzen aber nur zufällige Begleiter dieser Vorgänge. Die sorgfältigen Untersuchungen von Spalanzani und Appert, welche das Hineinkommen der Keime durch Zuschmelzen (Appertisiren), von Schvann, Schröder, Pasteur, Cohn, welche die zutretende Luft durch Glühen oder Filtriren von den Sporen befreiten, haben auf das Bestimmteste bewiesen, dass diese niederen Organismen nicht Produkte oder zufällige Begleiter, sondern Producenten dieser Zersetzung sind; nicht der Tod erzeugt die Fäulniss, nicht der Sauerstoff die Verwesung, sondern das Leben der Bakterien und Pilze vermittelt dieselben. Gährung ist eine nothwendige Folge des Lebens, welches ohne direkte Verbrennung mittelst freien Sauerstoffs vor sich geht. Der Hefenpilz (Saccharomyces cerevisiae) und andere organisirte Fermente sind Organismen, welche sich direct sauerstoffhaltigen Substanzen (Zucker u. dgl. m.), die im Stande sind, durch ihre Zersetzung Wärme zu liefern, assimiliren können, welche also die zu ihrer Entwickelung nöthige Wärme den gährungsfähigen Substanzen entnehmen. Dem entsprechend muss die Hefe zur Erlangung der erforderlichen Spannkraft grosse Mengen — nach v. Liebig das Hundertfache ihres eigenen Gewichtes — Zucker zerlegen. Tritt aber freier Sauerstoff zu, so nähert sich allmählig das Gewicht der gebildeten Hefe dem des zersetzten Zuckers. Der analoge Spaltungsprocess eiweissartiger Stoffe in Leucin, Tyrosin, Fettsäuren, Ammoniakbasen, Phosphorwasserstoff, Schwefelwasserstoff, Kohlenwasserstoff u. s. w., die ammoniakalische Gährung des Harns und ähnliche Vorgänge, im gewöhnlichen Leben Fäulniss genannt, werden ausschliesslich durch die Bakterien bewirkt, die zu ihrer Lebensthätigkeit nur geringe Sauerstoffmenge beanspruchen. Bei jeder Verdunstung faulender Flüssigkeiten werden mit dem Wasserdampf zahllose Bakterien in die Luft fortgerissen, beim Athmen verschluckt, mit den meteorischen Niederschlägen auf alle Körper abgesetzt und so auch an allen der Luft ausgesetzten stickstoffhaltigen Körpern zu Erregern der Fäulniss, da ihre Lebenskraft durch den Aufenthalt in der Luft nicht vernichtet wird.

Collas hat 1866 gezeigt, dass Hausenblase in Wasser gelöst, welches etwas phosphorsauren Kalk suspendirt enthielt, weit schneller in Fäulniss überging als gewöhnlich, und das ebenso Fleisch gehackt und mit Kalkphosphat gemischt weit früher in Fäulniss überging. Er erklärte diese Erscheinung durch die Annahme, dass die Fäulnissorganismen den phosphorsauren Kalk assimilirten, die Bedingungen für ihre Entwickelung somit günstiger sind, als ohne Zusatz von Phosphat. J. Lefort hat diese Versuche wiederholt und durchaus bestätigt gefunden, er hat sie ferner dahin erweitert, dass phosphorsaure Magnesia diese Wirkung in weit schwächerem Grade hat, andere Kalke und Magnesia, so wie die löslichen phosphorsauren Alkalien gar nicht. Es ist bekannt, dass das Fleisch der Fische schneller in Fäulniss übergeht als das der Säugethiere. Lefort bezieht diese Erscheinung auf den grösseren Gehalt desselben an Erdphosphaten. Nach den Analysen von Bibra enthält die Asche des Fleisches von Barsch und Karpfen in 100 Theilen 44,34 bis 44,20 Erdphosphate, die des Ochsen und Kalbes nur 20,6 und 16,4. Thierische Flüssigkeiten, welche an sich schon reichlich phosphorsaure Erden enthalten, wie der Harn, faulen nach Zusatz von gelatinösem Kalkphosphat nicht schneller als ohne das. Es fragt sich nun ob der phosphorsaure Kalk als solcher in die Infusorien übergeht oder in veränderter Form. — Lefort konnte bei der Fäulniss Schwefelwasserstoff mit Leichtigkeit nachweisen, dagegen keine flüchtigen Phosphorverbindungen. Der mitunter auftretende Geruch und die Phosphorescenz rühren also nicht vom Phosphorwasserstoff her. Lefort glaubt, dass sich in gewissen Stadien der Fäulniss Schwefelphosphor befindet, welcher weiterhin bei Zutritt der Luft sich wieder zersetzt. Der Gehalt an Schwefelphosphor könne unter Umständen auch bei Genuss faulenden Fleisches Vergiftungen zur Folge haben.

Verwesung ist dagegen ein durch Pilze vermittelter Oxydationsprocess; sie findet nicht statt, wenn die Pilzvegetation fehlt, auch wenn Sauerstoff in hinreichender Menge vorhanden ist. Tanninlösung verändert sich nach Tieghem nicht, wenn kein Sauerstoff zutreten kann, auch wenn die Sporen der beiden Schimmelpilze, Penicillium glaucum und Aspergillus niger, hineingesäet sind, aber auch nicht bei freiem Zutritt von Sauerstoff, wenn diese Pilze völlig fern gehalten werden. Bei unbeschränktem Sauerstoff entwickeln sich die Pilze jedoch an der Oberfläche der Lösung unter Verbrennung des Tannins zu Kohlensäure und Wasser. Wird das bereits gebildete Pilzmycelium untergetaucht, der Zutritt der Luft also beschränkt, so wird das Tannin in Gallussäure und Zucker gespalten, während ein Theil des gebildeten Zuckers von den Organismen absorbirt wird. Wird einer der häufigsten Schimmel- (Verwesungs-) Pilze, Mucor mucedo, in eine Zuckerlösung untergetaucht, so erfolgt keine Sporangienbildung wie an der Luft, um so reichlicher aber bilden sich Brutzellen, die als sogenannte Kugelhefe eine lebhafte Gährung hervorrufen. — Verdünnte Oxalsäurelösung wird im Sommer in kurzer Zeit durch Pilzvegetation unter reichlicher Absorption von Sauerstoff in Kohlensäure übergeführt. Wird aber, nach Neubauer, die Lösung eine halbe Stunde bei 76° C. erhitzt, die Sporen also getödtet, so tritt diese Zersetzung nicht ein.

Sämmtliche Verwesungserreger vegetiren nur an der Oberfläche der organischen Körper in unmittelbarer Berührung mit der atmosphärischen Luft, unter reichlicher Sauerstoffaufnahme setzen sie ihre organische Nahrung grösstentheils in Kohlensäure, Wasser und Ammoniak um; Letzteres geht dann unter weiterer

Absorption von Sauerstoff in salpetrige Säure und Salpetersäure über. — Selbstverständlich wird ein Pilz, der auf einem abgestorbenen organischen Körper wächst, Verwesung desselben auf der der Luft ausgesetzten Oberfläche, aber auch Gährung durch sein in die Substanz eingedrungenes Mycelium bewirken. Fast bei jeder Verwesung werden demnach auch Gährungs- (und durch die gleichzeitig anwesenden Bakterien Fäulniss-) Produkte auftreten, die bei fortdauerndem Luftzutritt durch die Pilzvegetation dann ebenfalls in Kohlensäure, Wasser u. s. w. übergeführt werden. Die Lebensthätigkeit dieser winzigen Organismen hindert demnach das Anhäufen der Abfälle und Leichen von Thieren und Pflanzen; nur durch sie werden diese Massen dem Kreislauf der Natur zurückgegeben, durch ihre Vermittelung in solche Verbindungen zersetzt, welche die chlorophyllhaltigen Pflanzen zum Aufbau ihrer Organe gebrauchen und so neuem Leben zugeführt. Die Erde würde in kurzer Zeit unbewohnbar werden, wenn die Bakterien und Pilze diese ihre Thätigkeit einstellten.

Es ist hier nicht der Ort, auf die abweichenden Ansichten von Hallier, dessen Arbeiten von Fachbotanikern als nicht wissenschaftlich bezeichnet werden, Polotebnow und Crace Calvert, welche die Fortpflanzung der Bakterien bestreiten, von Huxley, der sie aus Hefe und Penicillium entstehen lässt, von Hoppe-Seyler, Fleck, de Barry, Cohn, Eidam, Hofmann, Lex, Schröter, Steudener und Anderen näher einzugehen.

Wie das Leben der Saprophyten für öffentliche Reinlichkeit sorgt, so richtet sich die Thätigkeit der Parasiten gegen das Ueberhandnehmen einzelner geselliger Species auf Kosten anderer, somit auch gegen das Gedeihen unserer Culturpflanzen und Hausthiere, ja gegen unser eigenes Leben. Von den zahlreichen, durch Pilze bewirkten Krankheiten der Culturgewächse, bei denen die Art und die Verbreitung der Ansteckung, der Zusammenhang zwischen fortschreitender Krankheit und Pilzentwickelung auf das genaueste von Mohl, de Barry, Kühn u. A. beobachtet und durch exacte Versuche festgestellt ist, sollen hier nur erwähnt werden der Getreidebrand, die Kartoffelkrankheit durch Peronospora infestans, die Traubenkrankheit durch Oïdium Tuckeri, von den minder zuverlässig erkannten Krankheiten kleinerer Thiere, das Absterben der Stubenfliegen durch Enupusa muscae, der Seidenraupen durch den Muskardin-Pilz, Botrytis Bassiana, und die schwarze Muskardine der Agrotis segetum. — Dass verschiedene Hautkrankheiten der Menschen, wie Favus, Herpes,

Soor durch ächte, die äussere Haut und die Schleimhaut bewohnende parasitische Pilze hervorgerufen werden, ist bekannt, dass Chionyphe Carteri den in Indien gefürchteten Madurafuss verursacht, ist in letzten Jahren bestimmt nachgewiesen und Traube hat gezeigt, dass durch den Catheterismus Bakterienkeime in die Harnblase, von dort in die Nieren gelangen und hier höchst gefährliche Eiterungen erzeugen. Davaine hat bewiesen, dass der Milzbrand der Thiere und die damit zusammenhängende Pustula maligna der Menschen durch das Eindringen kleiner cylinderischer Bakterien in den Organismus, Buhl und Oertel, dass die mörderische Diphterie, Klebs, dass Pyämie und Septicämie nur durch Bakterien verursacht werden. Weniger glücklich ist man mit der Auffindung specifischer Krankheitskeime anderer Infectionskrankheiten gewesen; so hat sich das Choleraphyton als Ascarideneier, Cylindrotaenium cholerae asiaticae, als Oidium lactis, ein auf jeder saueren Milch vorkommender Schimmelpilz, herausgestellt. Nichtsdestoweniger aber bietet gerade der Verlauf und die Verbreitungsweise der Cholera, die Art der Infection, sehr viele Momente dar, welche auf niedere Organismen als Krankheitsursache unabweisbar hindeuten. Auch von den übrigen Infectionskrankheiten (Typhus, Wechselfieber u. A. m.) ist es im höchsten Grade wahrscheinlich, dass die Erreger derselben niedere Organismen sind. Dem entsprechend sind faulende organische Stoffe nicht nur die geeigneten Brutstätten für Bakterien, sondern auch für die Infectionskrankheiten. — Die Ausdünstung grosser Massen faulender Pflanzenstoffe in den Torfmooren Norddeutschlands, den Reisfeldern der Lombardei und Venetiens u. s. w. gelten als Krankheitsursachen der Wechselfieber. Ganz besonders gefährlich sind aber faulende thierische Stoffe, namentlich menschliche Excremente und wird deswegen die Verunreinigung des Bodens mit excrementellen Fäulnissprodukten allgemein als Ursache der gefährlichsten Krankheiten und der schlechten Mortalitätsverhältnisse der grösseren Städte angeklagt. Mit jedem Jahre hat sich unter den Aerzten die wissenschaftliche Ueberzeugung mehr festgestellt, dass die Ursache des Typhus in jenen Zersetzungsprodukten zu suchen sei, die sich im Boden entwickeln, wenn unreine organische Stoffe, und zwar namentlich menschliche Excremente, in dieselben eindringen. Sinkt das Grundwasser, welches excrementelle Substanzen in sich aufgenommen hat, so lässt es hinter sich feuchte und zugleich verunreinigte Bodenschichten, und je wärmer Luft, Boden und Grundwasser sind, um so reichlicher werden die schädlichen Zersetzungen vor sich gehen.

Mögen nun die Krankheitserreger aus dem Boden in das Trinkwasser der Brunnen oder direkt in die Luft übergehen, jedenfalls sind die Personen, welche auf dem verunreinigten Boden wohnen, mehr oder weniger den schädlichen Einflüssen ausgesetzt. Wenn der Mensch die verunreinigte Luft in seiner Wohnung nicht durch frische Luft erneuert, das verunreinigte Wasser und alle Abfallstoffe des Hauses in den Boden dringen lässt, auf welchem sein Haus gebaut ist, wenn er vielleicht gar die faulenden Stoffe in der Nähe seiner Wohnung aufspeichert oder so ablagert, dass sie den Boden verunreinigen und versumpfen: dann wird die aus dem Boden in sein Haus eindringende Luft mit gesundheitsgefährlichen Stoffen geschwängert, das Wasser seines Brunnens wird ungesund und die in seinen Körper eindringenden organischen Schlacken werden ihn krank machen. Es kann hier nicht unsere Aufgabe sein, diese Sätze allererst zu beweisen, wir müssen, falls sie wirklich noch bezweifelt werden sollten, auf die erörterten Thatsachen der Wissenschaft uns berufen, welche hier alle eine überwältigende Wucht der Ueberzeugung besitzen. Nur im vollen Verständniss des Naturhaushaltes lernt der Mensch die Gefahren vermeiden, welche seiner Gesundheit und seinem Leben drohen. In den grossen Städten, in denen durch das zusammengedrängte Wohnen Vieler die Lebensverhältnisse der Menschen sich immer mehr von der Einfachheit des sich selbst ordnenden Naturhaushaltes entfernen, kann nur in genauer Berücksichtigung aller aus diesem engen Zusammenwohnen erwachsenen Gefahren die Gesundheit und das Leben der Einwohner geschützt werden. Die Nichtberücksichtigung der zur schnellen und sicheren Fortschaffung der Abfall- und Auswurfstoffe aus dem Gebiete der Stadt nothwendigen Maassregeln rächt sich sofort durch vermehrte Krankheiten und erhöhte Sterblichkeit. Alle Beobachter stimmen darin überein, dass die Entstehung und Verbreitung gewisser Krankheiten (Infektions-Krankheiten) an den Fäulnissprocess gebunden ist, und dass es daher gefährlich ist, in einer volkreichen Stadt Herde zu dulden, welche die Entstehung und Verbreitung derartiger Krankheiten vermitteln. —

Dass die bisherigen Verfahren, sich der Abgänge zu entledigen, durchaus ungenügend sind, wurde vielseitig hervorgehoben. So sind in vielen grossen Städten in fast allen Höfen und, oft den Grundmauern anliegend, durchlässige Abortsgruben vorhanden, nicht selten unweit davon die Brunnen; Schweineställe und Mistgruben kommen namentlich in den engen Höfen der kleineren Strassen vor; Schmutzwasser wird auf die Strassen gegossen u. dgl. m. Das Erdreich in der Nähe der Wohnungen ist weder rein noch trocken. Alles Verbrauchswasser aus Häusern, Küchen, Wäschereien, Fabriken, selbst flüssiger Unrath von den Strassen, ja ein grosser Theil der Excremente von Menschen und Thieren fliesst in gemeinsame Behälter, die Canäle heissen, aber, um diesen Namen zu verdienen, weder genügend gespült werden, noch den erforderlichen Abfall besitzen, daher im Ganzen anzusehen sind wie netzartig durch die Stadt verbreitete Jaucheröhren, welche aus allen Einlassöffnungen, namentlich im Sommer, unerträglich stinken. Ungleich besser wie in Deutschland sind die Verhältnisse in England.

Eine der wichtigsten Forderungen der öffentlichen Gesundheitspflege ist also: jede Fäulniss in den Häusern oder in deren Nähe zu verhindern. Es kann dieses dadurch geschehen, dass die Abfälle der Küchen und Gewerbe, namentlich der menschlichen Excremente möglichst rasch aus der Nähe der Wohnungen entfernt werden und zwar durch Wasser (Wassercloset) oder durch häufige Abfuhr (System Liernur), oder aber indem die Fäulniss derselben durch Desinfectionsmittel u. dgl. m. gehindert wird, so dass die Fortschaffung gelegentlich geschehen kann. — Da, wie schon hervorgehoben, der Fäulnissprocess eine Lebensthätigkeit der Bakterien ist, so kann die faulige Zersetzung menschlicher Excremente und anderer Abfälle gehindert werden:

1) Durch Vernichtung der Bakterien, und zwar durch Chemikalien, durch Wasserentziehung oder durch Hitze;
2) Durch Zerstörung der fäulnissfähigen Substanz selbst; dieses kann geschehen durch oxydirende Mittel, durch Verkohlen oder Verbrennen, durch Begünstigung der Verwesung.

In erster Linie ist für die Zuführung reiner Luft zu sorgen. Die Bedeutung einer frischen reinen Luft für die Gesundheit des Körpers kennt jeder von uns und selbst derjenige, welcher niemals über die Wirkungen der reinen Luft in der Lunge und im Blute nachgedacht, fühlt die belebende Frische der reinen Luft, wenn er nach vollbrachter Tagesarbeit im engen Comptoir oder in der dumpfigen Werkstätte in vollen Zügen die kühle Abendluft einsaugt. Es ist der Sauerstoff der Luft, welcher allein im Körper wirksam ist, und eine bestimmte Quantität der Luft, von einem Menschen oder einem Thiere immer wieder geathmet, wird immer ärmer an Sauerstoff, an dessen Stelle von der Lunge ausgehauchte Kohlensäure tritt, bis endlich Erstickung erfolgt. Lange aber bevor dies Aeusserste eintritt, fängt sauerstoffarme und kohlensäurereiche Luft an, nachtheilig auf den Körper zu wirken, indem sie den Stoffumsatz verlangsamt, die vitalen Functionen niederdrückt. Und ein solcher Zustand ist unter unseren Verhältnissen nicht selten zu finden; jede gefüllte Kneipe, jedes ungelüftete Schlafzimmer, in welchem viele Menschen schlafen, enthält eine der Gesundheit bereits schädliche Menge Kohlensäure und es ist deshalb geboten, in solchen Fällen für frische Luft, für Ventilation, zu sorgen. Dass bei uns die Ventilation noch sehr selten in Anwendung kommt, ist ein grosser Fehler, auf dessen Rechnung wir manche bleiche Wange, manches hohle Auge, ja manchen allzufrüh erfolgten Tod setzen müssen. So vor allen Dingen bei den Lehrern der niederen Schulen. Im Allgemeinen kann man als sicher annehmen, dass jede Luft, die mehr als $^1/_{1000}$ ihres Volumens Kohlensäure enthält, schädlich ist. Aber wie viele Fabriksäle, Schulstuben, wie viele Wohnräume der Armen enthalten das Doppelte dieser Menge. Und gewiss, wir dürfen die schlechte Constitution der Kinder unserer Arbeiter ebenso oft der schlechten Luft als der unzureichenden Nahrung zuschreiben. Wenn wir von der Schädlichkeit der Luft, als bedingt durch ihren Kohlensäuregehalt sprechen, so darf das nicht so verstanden werden, als ob die Kohlensäure selbst als Gift wirkt. Bekanntlich dient die Kohlensäure, in reichlicher Menge sogar genossen, in den künstlichen und natürlichen Mineralwässern als Heilmittel. Aber wo Kohlensäure ist kann kein Sauerstoff sein und da dieser allein den Athmungsprocess unterhält, so ist grosser Kohlensäuregehalt der Luft ein Zeichen ihres geringen Sauerstoffgehalts. Und ferner: wir athmen nicht nur Kohlensäure aus, sondern auch Wasserdampf, und dieser Wasserdampf entführt dem Körper zugleich einige flüchtige organische Stoffe. Diese aber, die in der feuchten Luft suspendirt oder gelöst sind, sind der Fäulniss fähig und schwängern die Luft, weshalb sie vor allem schädlich auf die Gesundheit wirken. Da man aber diese Stoffe nicht wägen oder messen kann und da sie der ausgeathmeten Kohlensäure im Allgemeinen proportional sind und man letztere sehr genau wägen und messen kann, so beurtheilt man die Güte der Luft nach dem Kohlensäuregehalte und versteht dabei jene Stoffe mit. — Wenn wir uns nun anschicken, einen Fabriksaal, ein Wohnzimmer zu ventiliren, so müssen wir dabei nach anderer Richtung hin vorzüglich unsere Aufmerksamkeit richten. Der kräftigste Luftwechsel wird nämlich nicht im Stande sein, die Luft eines Zimmers rein zu erhalten, wenn in dem Zimmer Ursachen vorhanden sind, die die Luft in hohem Grade und stetig verpesten. „Ventilation kann vernünftiger Weise, mit Ausnahme ganz besonderer Fälle, nur gegen die durch den Athmungsprocess bewirkte Verschlechterung der Luft in Anwendung gebracht werden.“ Hält man das fest, so wird man nicht zu grosse Anforderungen an die Ventilation stellen und man wird, da man diesen Zweck mit wirklich geringem Aufwande erreichen kann, sich nicht durch die Grösse der nöthigen Apparate und die Kosten zur Bewegung derselben abschrecken lassen, welche in der That bedeutend werden, wenn man durch Ventilation gegen jede Quelle der Luftverderbniss ankämpfen will.

Alle nicht durch den Athmungsprocess von Menschen oder Thieren bewirkte Verunreinigung der Luft muss vielmehr durch Desinfection beseitigt werden. Desinficirende Mittel giebt es viele, das vorzüglichste aber ist das Wasser. Gebrauchte Wäsche ist bekanntlich ein Herd übler Gerüche, namentlich wenn sie lange liegt. Man sollte niemals dergleichen in Wohnzimmern, am wenigsten in Schlafzimmern aufbewahren. Ebenso sind bei den ärmeren Leuten die Betten in vielfacher Beziehung Ursachen der Luftverpestung, in den Dielen und an den Wänden sammelt sich Staub und Feuchtigkeit und giebt Veranlassung zur Entstehung übel riechender Gase. Es wäre thöricht, wollte man gegen diese Ausdünstungen mit stark wirkenden Stoffen zu Felde ziehen. Wasser ist hier das beste desinficirende Mittel und wir wissen durch neuere Erfindungen, dass selbst Nachtstühle nur durch Wasser geruchlos gemacht werden können. Wo aber Wasser nicht hinreicht, in allen besonderen Fällen, da muss man alsdann, wie wir schon oben erwähnt, zu Chemikalien greifen, die die Bildung luftverpestender Stoffe entweder verhindern oder gebildete zerstören.

Zu den am häufigsten angewendeten Mitteln, die Zersetzung der menschlichen Excremente zu hindern, gehört der Eisenvitriol, welcher schon Ende des vorigen Jahrhundertes von der Akademie zu Dijon vorgeschlagen wurde. Zu diesem Behufe löst man 1 Theil Eisenvitriol in 8 bis 9 Liter Wasser und giesst diese Lösung in die Abtrittsbrille etc. Dieses Verfahren muss natürlich von Zeit zu Zeit wiederholt werden. Um die Gruben selbst behufs der Räumung geruchlos zu machen, wird die Eisenvitriollösung in etwas stärkerem Maasse dem Inhalte der Grube zugesetzt und mit einer Stange unter dieselbe gerührt. Die Wirkung ist vollständig. Durch den Zusatz von Eisenvitriol wird eine wesentliche Verbesserung des Düngers herbeigeführt, indem dadurch die flüchtigen ammoniakalischen Salze, welche so ausserordentlich wohlthätig auf das Gedeihen der Pflanzen wirken, gebunden werden. Setzt man den mit Eisenvitriol behandelten Auswurfstoffen noch Asche, Lehm, Torf u. dgl. zu, so kann man ein vortreffliches Düngpulver daraus bereiten, das das Guano in vielen Fällen ersetzen kann.

Nach einem anderen Vorschlage desinficirt man dauernd Abtrittsgruben, Cloaken, Gossen, Mistpfützen u. dgl. m., wenn man von nachstehender Mischung von Zeit zu Zeit, jedoch in nicht zu langen Zeiträumen, in die Grube u. s. w. giesst. Diese desinficirende Flüssigkeit besteht aus: 2 Liter Wasser, 1 Kl. Eisenvitriol, $^3/_{10}$ Liter Kalkpulver, $^2/_{10}$ Liter gestossene Kohle, $^2/_{10}$ Liter Russ. Diese Mischung kann auch zum Ausräumen von Cloaken angewendet werden, indem vor dem Ausräumen die vorbezeichnete Mischung in die Räume hineingegossen wird. Man rechnet auf 87 Liter Grubeninhalt gegen 3 Kl. Eisenvitriol in 6 Liter Wasser aufgelöst. Der abscheuliche Gestank der Auswurfstoffe verschwindet in kurzer Zeit und dieselben bilden eine nur noch schwach nach Pflanzenstoffen der Excremente riechende schwärzliche Flüssigkeit.

Auch von v. Pettenkofer, der in der alkalischen Gährung der Excremente eine wesentliche Bedingung der Entwickelung der Cholera sieht, wird der Eisenvitriol empfohlen. Er erachtet die Desinfection dann als eine genügende, wenn die Auswurfstoffe und was sich mit diesen gemischt vorfindet nicht alkalisch, sondern deutlich sauer reagiren, und diese sauere Reaction beibehalten, bis sie aus der Nähe menschlicher Wohnungen entfernt wurden. Man kann nach ihm annehmen, dass 100 Gramm Eisenvitriol in 1 Liter Wasser gelöst für die Excremente von 4 Personen hinreichen. Diese Annahme setzt voraus, dass die frischen Excremente nicht mit altem Grubeninhalt, mit bereits in alkalische Zersetzung übergegangenen Excrementen zusammengebracht werden, sondern dass letztere entweder vor Beginn der Desinfection möglichst entfernt oder mit Eisenvitriol so lange versetzt worden sind, bis der Inhalt der Grube oder des Fasses die alkalische Reaction verloren hat und in eine sauere übergegangen ist. Man kann mit Eisenvitriol allein die Excremente sauer erhalten, aber es ist sehr rathsam etwas rohe Carbolsäure (Phenol) zuzusetzen. Wenn man der Eisenvitriollösung, welche für die täglichen Excremente einer Person bestimmt ist, 2 Gramm roher Carbolsäure (durch Schütteln in etwa 50 CC. Wasser gelöst) zusetzt, so kann man die Menge des Vitriols beträchtlich (um ein Drittel, 16 Gramm) verringern. Um sich zu überzeugen, ob ausreichend desinficirt ist, genügt es, mit einem reinen Stäbchen einen Tropfen der Flüssigkeit, welche Excremente enthält, auf blaues Lackmuspapier zu legen und zu beobachten, ob dieses dadurch geröthet wird. Schon Fuchs macht darauf aufmerksam, dass Eisenvitriol nur dann wirksam desinficirend wirkt, wenn er mit den Excrementen vollkommen gemischt wird, und Illisch hat nur bei starkem Zusatz von Eisenvitriol zu Harn und Koth die Entstehung von Pilzen und Infusorien verzögern gesehen.

Besonders ungünstig spricht sich Hoppe-Seyler über die Wirkung des Eisenvitriols aus. Weil eine Lösung von Eisenvitriol einige Producte des Fäulnissprocesses wie Schwefelwasserstoff und Ammoniak in feste Verbindung überführt, hat man in diesem Salze eine desinficirende Substanz zu finden vermeint. Es wird wohl weder die Vibrionen, Bakterien, noch andere dem Menschen nachtheiligere Organismen sehr berühren, ob man diese Stoffe entfernt, denn dass sie von diesen nicht leben, kann man wohl ebenso sicher annehmen, als dass der Bierhefe nichts an der Kohlensäure liegt, die bei der Alkoholgährung entweicht und die in andere organische Stoffe überzuführen ihr ebenso schwer fallen möchte, als den Cholerakeimen, sich von Schwefelwasserstoff und Ammoniak zu nähren. Es ist durchaus nicht zu verkennen, wie wichtig aus Gründen, betreffend das Wohlbefinden der Menschen und der Reinlichkeit, es ist, diese Stoffe nicht in die Luft der Wohnungen übergehen zu lassen, aber man darf sich auch nicht dem Glauben hingeben, dass man damit Cholera- und Typhusansteckung beseitige, man darf sich nicht mit der Anwendung des Eisenvitriols deswegen zufriedenstellen, weil er die üblen Gerüche beseitigt. Wesentlicher dürfte schon sein, dass Eisenvitriol, besonders wenn er theilweise oxydirt ist, wie alle Salze der schweren Metalle, in solchen Flüssigkeiten Niederschläge erzeugt, durch die auch die Fermente und niederen Organismen gefällt werden. Es ist jedoch sehr fraglich, ob die Organismen und Fermente im Niederschlage getödtet sind, und nicht vielleicht bei Aenderung der Verhältnisse zu neuerer Thätigkeit erwachen können.

Sicherer dürfte wohl schon nachfolgende Mischung wirken, welche besteht aus 5 Kl. Eisenvitriol, einer Lösung von 250 Gramm Kupfer in 5 Kl. Chlorwasserstoffsäure und 250 Gramm Aether.

Von dieser Mischung sollen 500 Gramm hinreichen um 75 Kl. Auswurfstoffe, Dünger u. s. w. zu desinficiren.

Krafft und Sucquet vermischen eine Eisenoxydauflösung mit gefaultem Harn und verwenden das gefällte Hydrat zur Desinfection.

Fleck empfiehlt 70 Gramm Eisenvitriol, 20 Gramm Chlorkalk und 1 Liter Wasser. Die Bestandtheile zersetzen sich gegenseitig, so dass im Wesentlichen Eisenoxydhydrat entsteht.

Das Desinfectionspulver von Lüder und Leidloff soll nach einer Analyse von Lichtenberger bestehen aus 16 pCt. schwefelsaurem Eisenoxydul (Ferrosulfat), 36 pCt. schwefelsaurem Eisenoxyd (Ferrisulfat) und 4 pCt. freier Schwefelsäure, ausserdem Gyps in wechselnden Antheilen. Die Angabe, das Pulver enthalte 4 pCt. freie Schwefelsäure, ist offenbar unwahr. Das Pulver würde in diesem Falle nicht trocken sein, und Papier, worin es eingeschlagen wird, könnte nicht unzerstört bleiben. Wenn man die Absätze aus den eingesottenen Vitriollaugen oder die Mutterlaugen der Vitriolkrystallisationen mit einer zur unvollständigen Zersetzung ungenügenden Menge Kalk in Pulverform mischt, erhält man ein dem beschriebenen Pulver entsprechendes Gemisch aus Eisenoxyd, Gyps und Vitriol. Die Wirkung dieses Pulvers ist unbedingt nicht grösser wie die des Eisenvitriols, das Ammoniak schlägt aus dem Eisenvitriol sofort Eisenoxydul nieder und dieses geht unmerkbar in Oxyd über durch Aufnahme von Sauerstoff aus der Luft. Das Oxyd wird durch Schwefelwasserstoff in Schwefeleisen verwandelt, welches durch die Luft in Schwefel, schwefelsaures Eisenoxydul und Oxyd zerlegt wird und neue Quantitäten Ammoniak und Schwefelwasserstoff bindet. Man sieht die Wirkung ist bei Eisenvitriol und dem Desinfectionspulver ganz die gleiche. Es mag Fälle geben, wo es bequem ist, das Pulver anzuwenden, in andren ist die Benutzung von Eisenvitriol besser und bequemer. Will man Eisenvitriol in Pulverform anwenden, so können die Hütten denselben liefern, sie dürfen nur während der Krystallisation rühren lassen. Man kauft oxydhaltigen Vitriol noch billiger als oxydfreien. Prof. Fleck giebt unter den festen Desinfectionsmitteln dem von Lüder und Leidloff den Vorzug, weil nach seiner Ansicht in diesem gleichzeitig die oxydirende Wirkung des Eisensalzes, wie die coagulirende Wirkung des Eisenvitriols zur Geltung kommen und dadurch dessen Desinfectionswerth bedeutend erhöht werde. Durch dieses Pulver wird der Fäulnissherd der organischen Stoffe vollständig zerstört, eine Entwickelung von Miasmen unmöglich und alle Ursache eines Geruches unterdrückt, da keins der entstandenen Produkte flüchtig ist. Die so desinficirten Fäcalmassen u. s. w. sind nicht nur als Dünger völlig brauchbar, sondern es werden ihnen auch Stickstoffantheile in Form von schwefelsaurem Ammoniak erhalten, welches man künstlichen Düngermischungen absichtlich zusetzt. Die Phosphorsäure bleibt als phosphorsaurer Kalk unangetastet oder wird in das besserwirkende phosphorsaure Ammoniak übergeführt. Nachtheile für den Pflanzenwuchs können nicht entstehen, da Eisen in den beiden vorbenannten Formen stets schon im Boden vorhanden, Schwefel an sich unlöslich, also auch ohne Einfluss ist. Der sonst noch im Desinfectionspulver vorhandene Gyps (schwefelsaurer Kalk) wird schon lange in Frankreich und der Schweiz angewendet, um im Compost das Ammoniak als schwefelsaures Ammoniak sehr lange Zeit festzuhalten. Demnach desinficirt das Pulver nicht nur entsprechend, sondern es erhält dem Dünger alle werthvollen Bestandtheile, ohne an sich schädlich zu wirken. Dabei ist es trocken, lässt sich sehr lange unzersetzt aufbewahren, selbst frei an der Luft, macht nur Papier zum Einschlagen nöthig und zerstört dieses nicht; ferner ist es ganz geruchlos, ohne jede giftige Wirkung, wirkt sofort, ohne eine Lösung zu machen und garantirt durch seine Nebenbestandtheile (Gyps und Eisenoxyd) die Dauer der Wirkung, wodurch der Bedarf ein geringer wird.

Coutaret wendet vorwiegend holzessigsaures Eisen zur Desinfection an. Wenn dasselbe noch Theerbestandtheile enthält, ist es gewiss beachtenswerth. Identisch mit diesem Mittel ist die Schdannow'sche Desinfectionsflüssigkeit. Puschkarow'sche Flüssigkeit ist holzessigsaure Eisenflüssigkeit mit etwas Zink und vielen Brandharzen; sie ist braunschwarz, fast syrupdick, kaum sauer und besitzt ein spec. Gew. = 1,18.

Kral empfiehlt Eisenchlorid und schwefelsaures Eisenoxyd. John Dales empfiehlt eine Auflösung von Magneteisenstein oder überhaupt Eisenoxyduloxyd in Salzsäure, welche er magnetochloride of iron nennt. Zur Bereitung derselben nimmt man gewöhnliche concentrirte Salzsäure und löst darin soviel Magneteisenstein auf, dass sie nahezu gesättigt wird. Wenn die Flüssigkeit nach dem Erkalten ein spec. Gew. von 1,450 hat, ist sie zur Anwendung am geeignetsten, sollte sie schwächer sein, so kann man sie durch Abdampfen concentriren.

Ausserdem empfiehlt Dales zu denselben Zwecken auch eine

Lösung von Manganchlorür, welche durch Auflösen von irgend einer der im Handel vorkommenden, gewöhnlich eisenhaltigen Manganverbindung in Salzsäure bereitet wird und ebenfalls die Concentration von 1,450 spec. Gew. erhalten muss. Die Manganlösung wird entweder allein oder vorzugsweise mit dem gleichen Volumen Eisenchloridlösung gleicher Dichtigkeit angewendet. Auf eine Million Liter der zu desinficirenden Flüssigkeit sind je nach dem Grade der Unreinheit derselben 30 bis 70 Liter der Lösung erforderlich. Letztere wird mit der Flüssigkeit vermischt, worauf sofort der faulige Geruch verschwindet und ein Niederschlag, der nicht bloss organische Stoffe, sondern auch Phosphorsäure enthält, wird abgesondert, getrocknet und als Dünger verwendet.

A. W. Hofmann und Frankland waren die Ersten, welche die Desinfection durch Eisenchlorid vornahmen und empfahlen, und zwar in Verbindung mit Chlorkalk und Kalk. Die Vorbemerkten gelangten zu den befriedigendsten Resultaten bei Versuchen, welche sie in der heissesten Jahreszeit mit einer über 30,000 Liter betragenden Cloakenmasse in London vornahmen. Die Masse wurde durch eine Pumpe in mit Cement gedichtete Bassins geschafft, und man liess darin die verschiedenen desinficirenden Stoffe darauf wirken, indem man dieselben entweder während des Füllens des Bassins ebenfalls durch Pumpen allmälig hinzutreten liess, oder sie später in das Bassin brachte und in jedem Falle durch mechanische Rührapparate mit der Cloakenmasse innig vermischte. Durch eine hinreichend grosse Anzahl solcher Versuche ergab sich, dass man eine unmittelbare Desinfection von 30,000 Litern Substanz hervorbringt, wenn man die nachstehende Menge anwendet: Eisenchlorid 2,27 Liter, Chlorkalk 1,360 Kl., Kalk 36,35 Kl. — In dieser Weise behandelte Cloakenmasse war noch nach 9 Tagen vollkommen geruchlos. — Ein Punkt von Wichtigkeit bei der Beurtheilung des Werthes der verschiedenen Desinfectionsmittel ist die Zeit, welche nach dem Zusatz derselben zum Klären nöthig ist. Auch in Bezug auf diesen Punkt fielen die Ergebnisse und Versuche ganz zu Gunsten des Eisenchlorids aus.

Cotterau versetzt 100 Liter Kothjauche mit 8 bis 10 Liter Manganlauge d. h. Rückstände der Chlorbereitung. Die sauere Flüssigkeit wird filtrirt und liefert beim Eindampfen etwa 4 Kl. rohen Salmiak. Das französische Kriegsministerium erliess die Verfügung, dass in den Militairspitälern alle Abtritte nach diesem Verfahren desinficirt werden sollen.

Alle diese Mittel wirken im Wesentlichen nur desoderisirend, wenn ihnen nicht, wie Pettenkofer vorgeschlagen, Carbolsäure zugesetzt wird.

Blanchard und Chateau versetzen die Auswurfstoffe mit Phosphorsäure von 35° B. und saures phosphorsaures Magnesium.

D. G. Leube sen., seit längerer Zeit mit Versuchen über Desinfection beschäftigt, empfiehlt folgendes sehr empfehlenswerthe Verfahren. Bringt man nämlich frische Excremente mit Harn (fehlt letzterer, dann setzt man etwas Wasser hinzu) zu gleichen Theilen in zwei gut glasirte Häfen und versetzt den ersten Theil unter tüchtigem Umrühren mit etwa $^1/_{30}$ roher Schwefelsäure, die man nie concentrirt nimmt, sondern stets mit 5 Theilen Wasser vermischt, so verschwindet fast sogleich jeder, ja selbst ein pestilenzialischer Geruch. Die Einwirkung der Schwefelsäure auf die Fäcalstoffe ist eine so rasche, entschiedene und nachhaltige, dass die Bildung des Gährungs- resp. Fäulnissprocesses geradezu unmöglich wird. Der nach mehreren Wochen vertrocknete Inhalt stellt eine völlig geruchlose kohlige Masse vor. Dagegen entwickelt der Inhalt des zweiten Hafens, dem man keine Schwefelsäure zugesetzt hat, wochenlang einen üblen Geruch neben steter Bildung von kohlensaurem Ammoniak. — Vor mehreren Jahren haben schon verschiedene Aerzte, darunter Prof. Dr. Liebermeister, darauf aufmerksam gemacht, dass Mineralsäuren das beste Mittel seien, um Gährungsprocesse zu verhindern. Soviel uns jedoch bekannt ist, sind diese Vorschläge nirgends zur praktischen Ausführung gebracht worden.

Die Schwefelsäure wirkt ohne allen Zweifel in der Art, dass die Bakterien und deren Keime von derselben fast augenblicklich zerstört werden; Gestank und jede mögliche schädliche Ausdünstung hört damit auf. Dr. Cohn sagt, dass alle Fäulniss von der Entwickelung der Bakterien begleitet ist und unterbleibt, wenn diesen der Zutritt abgesperrt ist, und beginnt, sobald Bakterien auch nur in geringster Zahl zutreten, und schreitet in dem Maasse vor, als jene kleinsten aller Organismen sich vermehren. Ist diese Erklärungsweise, wie anzunehmen ist, richtig, so lässt sich erwarten, dass vorzugsweise die Mineralsäuren, und in erster Linie die Schwefelsäure, die grösste Rolle spielen werden, die Fäulnissprocesse menschlicher und thierischer Substanzen zu verhindern, und es müssen alle übrigen Desinfectionsmittel, die bis heute im Gebrauche waren, als völlig entbehrlich erscheinen, da nur die Mineralsäuren die Erreger der Fäulniss — die Bakterien — zu beseitigen vermögen. Da auch lange gelagerte, nicht gesäuerte, in voller Fäulniss begriffene Excremente, die eine Menge kohlensaures Ammoniak enthalten, beim Zumischen von Schwefelsäure fast ganz geruchlos werden, so beweist das, dass der Schwefelsäure überhaupt die Eigenschaft zukommt, die durch irgend einen Lebensprocess gebildeten übelriechenden Stoffe gründlich zu zerstören, und sie erhält hierdurch eine kaum geahnte Bedeutung für die der Gesundheit so nothwendige Reinlichkeit. — In sanitärer Beziehung ist es von Wichtigkeit zu wissen, wie die Abfallstoffe aufzubewahren sind, wenn sie nicht gesundheitsschädlich wirken sollen. Bei dem System der regelmässigen und allgemeinen Behandlung der Excremente mit Schwefelsäure ist die Aufbewahrung der Fäcalstoffe in Senkgruben ganz gefahrlos und ohne alle Belästigung; es sind aber vollkommen wasserdichte, gut cementirte Kloakencisternen erforderlich, welche für vier Monate hinreichen, weil so lange nämlich die Pflanzen nur ausnahmsweise Dünger brauchen, von Mitte Mai bis Mitte September. Es giebt auffallender Weise noch Viele, welche mit aller Entschiedenheit behaupten, dass es gar nicht möglich sei, wasserdichte Gruben herzustellen. Erfahrungsgemäss ist es, dass bei Anwendung eines guten Cementes und einer tüchtigen Verarbeitung desselben die wasserdichte Herstellung zur Thatsache geworden. In diese Grube nun wird am 1. und 15. eines jeden Monates $^1/_{500}$ bis $^1/_{400}$ Schwefelsäure mit etwa der 12fachen Wassermenge eingebracht. Es bleiben hierbei der Inhalt der Grube durchschnittlich sauer, sowie die Grube und der Abtritt stets gestankfrei. Die gut cementirten Cisternen haben erfahrungsgemäss die Eigenschaft, weder von verdünnten Säuren noch von Salzlösungen irgendwie angegriffen zu werden, was nicht der Fall ist bei Gruben, deren Gestein mit fettem, weissem Kalkmörtel verbunden ist. Was nun die Entfernung der Fäcalstoffe aus den Gruben, ihre Versorgung und Verwendung betrifft, so ist das Schwemm- und Kanalisirungssystem unter allen Umständen verwerflich, weil alle zur Landwirthschaft nöthigen Stoffe verloren gehen und das Flusswasser verderbt, namentlich unbrauchbar zum Trinken und schädlich für die Fischzucht wird. Der alte Spruch „was Menschen und Thiere als unnütz ausstossen, soll der Pflanze, die als Gefangener von ihrem Standorte sich nicht fortbewegen kann, zur geeigneten Zeit zugeführt werden“ wird ewig wahr bleiben. Man hat nun die Erfahrung gemacht, dass selbst das best eingerichtete Kanalisirungssystem eine grosse Gefahr für Leben und

Gesundheit in sich birgt und ist zu dem Abfuhrsystem übergegangen. Das Liernur'sche System der Wegschaffung der Abfallstoffe vermittelst Auspumpen in unterirdischen Röhren durch pneumatische Saugapparate ist sehr kostspielig, complicirt und nicht gefahrlos, auch eignet es sich nicht für Privatwohnungen, sondern nur für grosse Räume, wo viele Menschen bei einander wohnen.

Ebenso wenig taugt nach meiner Ansicht das sogenannte Tonnen- oder Kübelsystem. In den meisten Fällen ist das Aufstellen der Kübel, die aus guten Gründen nicht klein sein dürfen, geradezu unmöglich. Wie beengt sind in den meisten älteren Häusern die Aborte, und die Anlage neuer in Parterrelokalen hat die grössten Schwierigkeiten, metallene und glasirte Thongefässe sind zu schwer, und hölzerne, wenn auch mit Oelfarbe angestrichen, unreinlich, weil der Schmutz sich nie völlig abwaschen lässt. Endlich ist das fast tägliche Abführen der Kübel kostspielig und eine grosse Unbequemlichkeit, sowie das tägliche, ja öfters stündlich nothwendige Desinficiren mit verdünnter Schwefelsäure bei dieser Einrichtung nicht ausführbar. Es hat desshalb dieses System nur in wenigen Städten Deutschlands Eingang gefunden und dort trifft man es nur in einer mehr oder weniger beschränkten Ausdehnung, wahrscheinlich nur deswegen, weil es sich nicht leicht verhindern lässt, dass nicht grosse Mengen von Wasch- und Spülwasser in die Tonnen gegossen werden. Sind die Excremente nach Leube's Vorschlag geruchlos gemacht und zunächst in cementirten Senkgruben gesammelt, so hat die Abführung aus den Häusern keine Schwierigkeit mehr und selbst die Versendung auf den Eisenbahnen wäre thunlich. Würden diese gesäuerten Abfallstoffe $^1/_4$ bis $^1/_2$ Stunde von den Städten entfernt auf einer der Einwohnerzahl entsprechenden freiliegenden Grundfläche aufgehäuft und mit einem Dache versehen, dann könnten sie zur geeigneten Düngerzeit von dort abgeholt werden. Leube hat aus den gesäuerten Abfallstoffen durch Zusatz von Romancement sogenannte Fäcalsteine formen lassen, welche nicht nur ihre ganze Menge phosphorsaurer Salze, sondern auch das wichtigste und den Pflanzen nöthigste Nahrungsmittel, den Stickstoff, enthalten. Gemahlen sind diese Fäcalstoffe der natürlichste, der beste und der allerbilligste künstliche Guano.

Prof. Dr. A. Vogel hat gefunden, dass eine Mischung von Salpetersäure und Zucker, die in einem Kolben in den Abort gebracht wird, also salpetrige Säure entwickelt, ausserordentlich wirksam als Desinfectionsmittel sei, und besonders die ammoniakalischen Riechstoffe vollkommen absorbirt.

Ein ebenfalls sehr vorzügliches Mittel, ansteckende Keime zu zerstören, ist die untersalpetrige Säure. Zu diesem Zwecke behandelt man Kupfer-, Dreh- oder Feilspäne mit verdünnter Salpetersäure und zwar 300 Gramm mit 1500 Gramm Salpetersäure mit 2 Liter Wasser verdünnt; die Mischung reicht aus für 30 bis 40 Kubikmeter zu desinficirenden Raumes; sie wird gegeben in Steinzeuggefässen von 8 bis 10 Liter Raum. Fenster und Thüren werden gut verklebt. Das Zimmer bleibt 48 Stunden den Dämpfen ausgesetzt. Die Person, die nach dieser Zeit das Zimmer öffnet, muss jedoch durch irgend einen Apparat vor den gefährlichen Dämpfen geschützt werden.

Jacquot wendet auf 1 Kubikmeter Excremente 3 Kl. Gyps an; offenbar völlig unzureichend.

Demeaux und Corne schlagen zu gleichem Zwecke ein Gemenge von Gyps und Steinkohlentheer vor.

Cabannes, welcher letztere Mischung vorzüglich zur Desinficirung von Senkgruben gefunden hat, ersetzt darin den Gyps schliesslich durch gewöhnliche Erde.

Blaudet empfiehlt Chlorbaryum.

Poussier bringt in die Aborte schwefelsaure Thonerde.

Die Ostentation, mit welcher die Chloralum-Company ihr Geschäft in Gang gesetzt und in Schwung gebracht hat, liess entweder auf eine grosse Vorzüglichkeit oder auf einen grossen — Irrthum (Schwindel!) schliessen. Der Verdacht gegen die Chloralum-Company in letzterer Beziehung wurde durch mehrfache äussere Anzeichen, welche das Unternehmen begleiteten, genährt. Die Chloralum-Company empfiehlt als Desinfectionsmittel

1. Das Chloralum als sicherstes, geruchloses, ungiftiges Desinfectionsmittel, zur Desinfection von Latrinen und Schlinggruben, Ställen, Schlachthäusern, Gossenrinnen, und Strassenkoth, zum äusserlichen und innerlichen (?!) Gebrauche bei Halsleiden, Diphtherie, Scharlachfiebern, Blattern u. A. m. Nach Fleck's Untersuchung enthält diese Flüssigkeit

82,32 pCt.	Wasser.
0,15 -	Chlorblei.
0,10 -	Chlorkupfer.
13,90 -	Chloraluminium.
0,42 -	Chloreisen.
3,11 -	Chlorcalcium mit Gyps.
100,00 pCt.	

2. Chloralum-Powder als Absorptionsmittel von organischen Verunreinigungen, als Antisepticum und Adstringens in der Vermischung von Weizenmehl genossen, sowie als Desinfectionsmittel der Eisenbahnwagen, Schiffe, Aborte, Ställe, Rinnsteine u. dgl. m. empfohlen. Es ist ein schön weisses Pulver, welches enthält

0,72	pCt.	Chlorarsen. (!)
0,55	-	Chlorblei.
0,37	-	Chlorkupfer.
52,43	-	Chloraluminium.
1,55	-	Chloreisen.
11,51	-	Chlorcalcium.
0,72	-	Gyps.
32,15	-	Thon und Kieselerde.
100,00	pCt.	

3. Chloralum-Wool and Wadding empfohlen als Luftfilter, als blutstillendes Mittel und Antisepticum bei frischen und eiternden Wunden und Krebsgeschwüren, als Desinfectionsmittel für Särge und Leichen. Es ist dies nichts weiter als 35 Gramm Watte, welche mit 1,73 Gramm festem Chloralum oder mit 9,80 Gramm flüssigem Chloralum getränkt ist. Diese analytischen Resultate lassen über den Ursprung und der Darstellungsweise der Chloralumpräparate und deren wahren Werth keinen Zweifel. Die Fabrikation derselben ist folgende: Ein kalkhaltiger, schwach eisenhaltiger Thon wird mit roher rauchender Salzsäure übergossen und so weit möglich gelöst. Die concentrirte über dem ungelöst gebliebenen Thon geklärte Flüssigkeit wird abgezogen und in Flaschen als „Chloralum“ verkauft. (Der Name ist auf den Gehalt an Chloraluminium zurückzuführen.) Der abgeschiedene Schlamm wird sammt der anhängenden Flüssigkeit in Bleipfannen eingedampft, eingetrocknet und liefert das „Chloralum Powder.“ In das Chloralum selbst wird Baumwolle oder Watte eingetaucht, damit getränkt, ausgedrückt, getrocknet und liefert „Chloralum Wool and Wadding.“

Der Arsenik-, Blei- und Kupfergehalt der Präparate ist auf die Unreinheit der als Lösungsmittel angewendeten Salzsäure, sowie auf die Apparate, in welchen die Auflösung des Thones erfolgt, zurückzuführen.

Eine Auflösung von 10 Gramm schwefelsaurer Thonerde in 500 Gramm Brunnenwasser ersetzt in allen Fällen die obigen Präparate, bei denen alle Bestandtheile, ausser dem Chloraluminium als Verunreinigungen, resp. als Vergiftungen zu betrachten sind. — Die Bedeutung das Chloralum als Desinfectionsmittel zu prüfen, wurden von Dr. Fleck gleiche Volumen Cloakenflüssigkeit mit Chlorkalk, Alaun, Eisenvitriol, Chloralum, Aetzkalk, Chlormagnesium behandelt, und die geklärte Lösung auf ihren Gehalt an Fäulnissstoffen mittelst alkalischer Silberlösung geprüft. Der Wirkungswerth dieser Desinfections- und Klärungsmittel liess sich dann durch folgende Zahlen ausdrücken:

Chlorkalk . .	desinficirt	100,0	pCt.	Fäulnissstoffe.
Aetzkalk . .	-	84,6	-	-
Alaun . . .	-	80,4	-	-
Eisenvitriol . .	-	76,7	-	-
Chloralum . .	-	74,0	-	-
Chlormagnesium	-	57,1	-	-

Die desinficirenden und klärenden Wirkungen des Chloralum stehen sonach denen des Alauns oder der schwefelsauren Thonerde und des Eisenvitriols, welche sich noch durch viel bedeutendere Billigkeit auszeichnen, nach. Resumiren wir diese Angaben über Werth und Zusammensetzung der Chloralum-Präparate, so ergiebt sich folgendes:

1. Die Chloralum-Präparate haben mit dem ähnlich klingenden Chloralhydrat nichts gemein und sind der Hauptsache nach Chloraluminium-Gemische.

2. Die Chloralum-Präparate enthalten Chlorverbindungen von Blei, Kupfer und Arsenik, welche deren Anwendung zu einer nicht gefahrlosen gestalten, und zumal die Verwendung als inneres Arzneimittel oder als Adstringens für offene oder eiternde Wunden gefährlich erscheinen lassen.

3. Der Preis der Chloralum-Präparate ist weder mit ihrer Zusammensetzung, noch ihrer Wirkung übereinstimmend*).

Das Chloraluminiumhydrat von Ehrhardt und Alexander in New-York enthält 24 pCt. Chloraluminium sowie etwas Eisen, Chlorcalcium u. s. w.

Das Bromchloralum von Tiltum & Co. in New-York enthält $18^1/_2$ pCt. Chloraluminium, Chlorcalcium, Alkalien und etwas gebundenes Brom.

Das Desinfectionsmittel von Tilden, New-Libanon, Ver. St. ist ein Gemenge von Bromaluminium und Chloraluminium und etwas Jod.

---

*) Nach Gamgee soll das Chloralum durch Zersetzen von Chlorcalcium mit schwefelsaurer Thonerde und vorsichtigem Eindampfen der vom Gypsniederschlage getrennten Flüssigkeit dargestellt werden.

Ueber die Darstellung dieser Mittel wird man nicht zweifelhaft sein.

Zu den geruchlosen, billigen und an sich unschädlichen Desinfectionsmitteln gehören die Chloride der Alkalien und anderer Basen. G. C. C. Stanford hat sechs von diesen Salzen geprüft, nämlich das schon vorerwähnte Chloralum, Eisenchlorid, Chlorcalcium, Chlornatrium, Chlorkalium und Chlorammonium und dabei gefunden, dass das Eisenchlorid am kräftigsten und das Chlornatrium (Kochsalz) am schwächsten wirkt. Am billigsten mit Rücksicht auf seine Wirkung ist das Chlorcalcium, welches in allen Alkalifabriken in enormen Mengen als Nebenprodukt erhalten wird, daher billig, ausserdem geruchlos, nicht giftig ist und desshalb Berücksichtigung verdient. Stanford empfiehlt es als 25 pCt. Salz haltende wässerige Lösung.

Ueber die Wirkung und den relativen Werth der Desinfectionsmittel äussert sich J. A. Wanklyn unter Anderem, dass ein Unterschied besteht nicht nur in dem Grade, sondern auch in der Art zwischen der Wirkung des nämlichen chemischen Agens im concentrirten und im verdünnten Zustande. Concentrirte Schwefelsäure verwandelt den Rohrzucker in eine kohlige Substanz, verdünnte dagegen denselben in Dextrin und Glykose und ertheilt ihm merkwürdiger Weise die Fähigkeit, faulige Zersetzungen zu erleiden. Von sehr schwachem Bleichpulver (Chlorkalk) weiss man, dass dadurch die Entwickelung gewisser niedriger Lebensformen begünstigt wird; und Pettenkofer hat bekanntlich gefunden, dass Keime, deren Entwickelung durch Carbolsäure gehemmt war, wieder ins Leben zurückgerufen wurden, wenn man die Säure verdünnte. Bei der praktischen Anwendung der Desinfectionsmittel ist die Thatsache, dass Verdünnung ihre Wirksamkeit vernichtet, durchgängig unberücksichtigt geblieben. Man hat oft Versuche gemacht, die Luft zu desinficiren. Doch möchte es kaum gelingen, aus der grossen Atmosphäre, welche unsere Felder und Strassen bedeckt, irgend etwas durch chemische Mittel zu entfernen. Wanklyn beweist durch unwiderlegliche Versuche, dass auch die Desinfectionsversuche und Vorschläge für die Behandlung der sehr beschränkten Atmosphäre eines Wohnhauses durch chemische Mittel nutzlos sind. Man kann die Luft eines Zimmers nicht reinigen, ohne dieselbe nicht zu verderben.

Obgleich Wanklyn glaubt, dass die Reinigung von Luft, welche einmal unrein, ein hoffnungsloser Versuch ist, so folgt daraus noch keineswegs, dass Desinfectionsmittel zur Reinheit der Atmosphäre in gar keiner Beziehung ständen. Es ist klar, dass man soviel als möglich vermeiden muss, die Luft zu verunreinigen. Durch wirksame Anwendung von Desinfectionsmitteln auf schmutzige Oberflächen werden wir die Verunreinigung der Atmosphäre unserer Wohnungen verhüten können. Eine der wichtigsten Eigenschaften des Desinfectionsmittels muss es also sein, dass es antiseptisch ist: es soll Zersetzung und Fäulniss auf eine gewisse Zeitdauer verhüten. Ein gutes Desinfectionsmittel darf ferner weder die Luft verunreinigen, noch giftig oder ätzend wirken.

Es giebt eine sehr verbreitete Substanz, welcher man sich schon seit langer Zeit zur Vorbeugung der Fäulniss bedient, die nur in concentrirter Form wirkt, nicht giftig und auch kaum ätzend ist, nämlich das gewöhnliche Kochsalz. Dieses, sowie dessen Analoga, Chlorcalcium und Chlormagnesium, hält Wanklyn für die nützlichsten allgemeinen Desinfectionsmittel.

Ein sehr empfehlenswerthes Desinfectionsmittel, welches in England und Frankreich sich vielfach bewährt hat, besteht aus 100 Theilen an der Luft zerfallenem Kalk, aus 15 Theilen Chlorcalcium oder 15 Theilen Chlormagnesium, eventuell auch von beiden letztgenannten Verbindungen zugleich, und aus 6 Theilen Theer. Die vorbenannten Stoffe werden so lange gerührt, bis sich daraus ein Brei von der Consistenz einer dicken Sahne gebildet hat. Hierauf wird die Mischung in die Aborte gegossen, welche hierdurch vollkommen geruchlos werden. Das Mittel paralysirt vollkommen jedwede Miasmen und hat überdiess den Vorzug der Billigkeit. Den Chloriden oder Alkalien klebt jedoch der Uebelstand an, dass sie zwar das Ammoniak binden, nicht aber den Schwefelwasserstoff; stehen also noch hinter den Eisen- und Manganverbindungen zurück; denn desodorisirend wirken sie nicht.

Das „Girondin“ von Joseph Mayer in New-York enthält 20 pCt. schwefelsaures Zink und 1,4 pCt. schwefelsaures Kupfer. Nach einem Bericht der städtischen Sanitätsbehörde (Board of Health) in New-York ist die Wirkung desselben befriedigend.

De Maléons' Verfahren den Inhalt der Abtritte geruchlos zu machen und die Excremente auf verschiedene Weise zu benutzen besteht im Wesentlichen in einer ökonomisch zu bewerkstelligenden Ausscheidung des Schwefelwasserstoffgases aus dem Unrathe, und zwar durch chemische Verbindung mit Metalloxyden, welche auf Kosten des Schwefelwasserstoffes in Schwefelmetalle umgewandelt werden. Es ist bekannt, dass die Auflösung von Oxyden und kohlensauren Salzen in Wasser diesen Erfolg ohne Aufbrausen und Ausdünstung hervorbringen, während die auflösbaren Eisen-, Kupfer-, Blei-, Zink- und Mangansalze dasselbe Resultat mit Aufbrausen hervorbringen.

De Maléons nimmt, um den üblen Geruch zu entfernen, 100 Theile schwefelsaures Eisenoxyd und 10 bis 20 Theile schwefelsaures Kupferoxyd, löst Beides in Wasser auf und bildet durch Zusatz von Asche oder Kalk einen Niederschlag, worauf die Mischung stehen bleibt. Man giesst später die über dem Niederschlage stehende Flüssigkeit behutsam ab und sammelt denselben, um ihn zur Geruchlosmachung zu verwenden. Späterhin, wenn das Verfahren im Gange ist und man bereits geruchlosen, flüssigen Unrath hat, verschafft man sich jenes Produkt durch Niederschlagen des Eisen- und Kupfersalzes mittelst des kohlensauren Ammoniaks, welches jene Flüssigkeiten enthalten oder welches man aus denselben extrahirt hat, indem man in dem flüssigen Unrath das schwefelsaure Eisen- und Kupferoxyd auflöst und den Niederschlag, welcher sich bildet, sammelt. Statt des schwefelsauren Eisenoxyds kann man auch den Eisenvitriol, wie er im Handel vorkommt, verwenden, doch darf er nicht verwittert sein. Auch Kupferoxyd und der Niederschlag von Manganoxyd können als geruchsbenehmende Stoffe angewendet werden. Man nimmt gewisse Mengen der oben beschriebenen Mischung, welche man mit Wasser in einem Gefässe so verdünnt, dass sie ein milchiges Ansehen erhält. Bei dem Oeffnen der Senkgrube begiesst man mit dieser Milch die sichtbaren Unrathstheile. Hierauf vermengt man mittelst einer Druckpumpe, deren Einspritzrohr lang genug, um damit in alle Theile des Kanals oder der Grube gelangen zu können, jene geruchbenehmende Substanz mit dem Unrathswasser, und bringt die Mischung mittelst Krücke besser durcheinander. Man braucht im Durchschnitt, um Flüssigkeiten geruchlos zu machen, 1 Kl. geruchbenehmender, trockener Substanz auf 500 Kl. Unrathsflüssigkeit. Wenn die Pumpe beinahe $^3/_4$ Theile der Flüssigkeit aus dem Kanale geschöpft hat (nach Umständen auch mehr oder weniger), so wirft man 1 Theil der oben erwähnten chemischen Mischung in die Grube oder den Kanal und rührt mit geeigneten Werkzeugen alles gut um. Man giebt nach Verhältniss allmälig mehr von jener Mischung hinzu, bis aller Geruch nach Schwefelwasserstoff verschwunden ist. Dies wird meist mit demselben Mischungsverhältniss von 1 : 500 erreicht sein.

— Nachdem man dem Unrath den Geruch benommen, durchrührt man das Ganze mit einem absorbirenden Pulver, welches schnell die Feuchtigkeit an sich zieht. Dieses Umrühren kann entweder in den Kanälen oder in den Lagerplätzen, wohin man den Unrath gebracht hat, vorgenommen werden. Jenes absorbirende Pulver kann aus 3 Theilen Gyps und 1 Theil Russ bestehen. Man bereitet den dazu brauchbaren Gyps, indem man alten Gypsschutt zusammenbringt, erhitzt und pulvert. Der Wirkung des Feuers ausgesetzt, erlangt es die Fähigkeit, Wasser begierig aufzunehmen. Man kann übrigens diesen alten, schon gebrauchten Gyps durch Staub aus den Gypsbrüchen ersetzen, aus dem man sonst keinen Nutzen zieht und den man in Cylindern von Eisenblech erhitzt. Nach Ortsverhältnissen und Umständen kann man auch getrocknete Thon- oder Kalkerde mit Vortheil anwenden. Desgleichen lässt sich der Russ, jedoch minder vortheilhaft, durch irgend ein Kohlenpulver oder durch ein Pulver von bituminösen Substanzen, selbst durch Theer ersetzen. Oft hat der Zusatz von Kohle nur den Zweck, dem Düngerpulver (Poudrette) die schwarze Farbe zu ertheilen, welche gewöhnlich von dem Käufer verlangt wird. Die Quantität des absorbirenden Pulvers, welche nöthig ist, um den festen Bestandtheilen eine zum Transport und zur bequemen Anwendung angemessene Form zu geben, kann nach Maassgabe der Fälle, wo die Verdichtung in Kanälen, Gruben oder Lagerplätzen vorgenommen wird, sehr verschieden sein, sowie auch nach dem Grade der Consistenz des Unraths. Im Allgemeinen genügen gleiche Massen von Unrath und absorbirendem Pulver. Die auf solche Art behandelten Substanzen können sogleich als ein geruchloser, leicht transportabler und kräftig befruchtender Dünger in den Handel gebracht werden. Eine spätere Zersetzung des Düngers ist nicht zu befürchten, weil der in ihm enthaltene Gyps beständig strebt, ihn fest zu erhalten; er wird bald trocken und zerreiblich und selbst mit Wasser vermischt nimmt er keinen üblen Geruch an.

De Maléons empfiehlt die aus den Gruben gezogenen Flüssigkeiten auf verschiedene Salze zu verarbeiten. Die relativen Verhältnisse, sowie die absorbirenden Quantitäten, in denen sie im Unrathswasser vorkommen, sind sehr verschieden. Im Durchschnitt jedoch kann man annehmen, dass jene Flüssigkeiten die Gewinnung von 2 pCt. (dem Gewichte nach) an Salzen zulassen. Wird übrigens die Gewinnung von Salzen unterlassen, so ist jene Flüssigkeit als ein sehr vorzügliches Düngungsmittel nutzbar. Die Flüssigkeiten, welche man reich an Salzen hält, werden in einen Kessel gebracht, .indem man sie mit etwas Kalk mischt, um sodann mittelst geringer Hitze alles Ammoniak aus ihnen zu scheiden. Die Wassertheile, welche man dann in den Kesseln behält, enthalten auch Natronsalze, Kalk und Pottasche und können ebenfalls noch nutzbringend als Dünger angewendet werden. — Will man jedoch die Cloakenflüssigkeit zu Düngezwecken verwenden, so wird dieselbe zuerst desinficirt durch Zusatz von schwefelsaurem oder salzsaurem Zinkoxyd und die, die fixirten Ammoniaksalze enthaltende Flüssigkeit mit Natron-Wasserglaslösung und einer Säure versetzt, wodurch eine gallertartige Masse entsteht, die man trocknen lässt und welche alles Ammoniak in Form von Salzen sowie die mineralischen und organischen Substanzen enthält.

Ein sehr lebhaft empfohlenes Desinfectionsmittel besteht aus 100 Theilen Eisenvitriol, 50 Theilen Zinkvitriol, 40 Theilen Sägespähne, 5 Theilen Theer und 5 Theilen Rüböl.

Ledoyen und Raphanel empfehlen 1 Theil salpetersaures Bleioxyd, $^1/_4$ Theil Bleizucker und 8 Theile Wasser.

Auch mehrere Zink-, Kupfer- und Arsenverbindungen sind vorgeschlagen worden, doch steht ihrer allgemeinen Anwendung ihre Giftigkeit im Wege.

Nach Wegler ist der widrige Geruch, den alle Diarrhoekothe besitzen, der schon bei 30° C. flüchtigen Kothsäure zuzuschreiben. Sie wird durch Kalkmilch und Kalilauge, nicht aber durch Eisenoxydhydrat, noch weniger durch Eisenvitriol, Zinkvitriol und andere Metallsalze gebunden.

Uebermangansaures Kalium oxydirt die Kothsäure zu Huminsäure. Die durch Aetzkalk bewirkte Desinfection ist jedoch, wie C. Scheibler nachwies, eine nur scheinbare. Wie vielfache Erfahrungen dargethan haben, greift die Entwickelung jener Organismen sofort wieder um sich, welche die Zersetzung der Faecalstoffe unterstützen, sobald der vorhandene Aetzkalk durch die Einwirkung der Kohlensäure der Luft neutralisirt sei.

Stenhouse versetzt den Urin mit Kalkmilch;

Higgs vermischt die Excremente mit Kalk, fordert aber besonders konstruirte Gebäude u. s. w. Eine von A. Töpfer als Desinfectionspulver zu geruchlosen Closets benutzte Mischung von 10 Theilen gepulvertem, ungelöschtem Kalk und 1 Theil Holzkohlenpulver ist hierzu ganz geeignet. Allein zur Desinfection in öffentlichen Gebäuden, Gasthöfen u. s. w., welche täglich die Excremente vieler Personen aufzunehmen haben, ist diese Mischung zu kostspielig wegen der bedeutenden Mengen von Holzkohlen, die hier erforderlich wären.

C. Bály behandelt Kloakenstoff zu ihrer Ueberführung in Dünger mit einem Gemenge von 1 Theil Holzkohle und 2 Theilen gelöschten Kalkes auf je 5 Theile Kloakenmasse.

Da Kalk Ammoniak entwickelt, ist er höchstens bei frischen Auswurfstoffen zu empfehlen.

Sehr gut haben sich die Produkte der trockenen Destillation bewährt.

Perreymond macht den Vorschlag, 100 Liter Harn mit 1 Kl. Theer zu versetzen; derselbe geht dann selbst nach Monaten nicht in die faulige Gährung über. Dieser desinficirter Harn aus Schulen, öffentlichen Pissoiren u. dgl. soll durch künstliche Wärme oder in grossen Behältern mit künstlicher Ventilation verdunstet werden; die zurückbleibende Masse giebt ein gutes Düngemittel, welches die Kosten der Darstellung völlig decken soll.

Chevallier empfiehlt zu gleichem Zweck die Anwendung des Steinkohlentheeröles.

Demeaux und Corne empfehlen ein Gemisch von 100 Gyps mit 2 bis 4 Steinkohlentheer, Hillé zu gleichem Zwecke ein Gemenge von Theer und Kalk.

Dusart weist auf die fäulnisswidrige Eigenschaft des schweren Steinkohlenöles hin. Der zwischen 200 bis 300 °C. siedende Antheil des Steinkohlentheeres, welcher im Wasser untersinkt, bildet, wenn er von überschüssigem Naphthalin befreit ist, ein leicht bewegliches, röthliches Oel von relativ schwachem Geruche. Es ist unlöslich im Wasser, theilt demselben aber doch seinen Geruch mit. L. Dusart theilt Versuche mit, wonach wenige Tausendstel solchen Oeles zu faulenden Excrementen gesetzt in kürzester Zeit die Fäulniss verhinderten und den Geruch beseitigten.

Mac Dougall's Desinfectionspulver wird in England häufig angewendet, um die Viehställe gesund zu erhalten, und besitzt gleichzeitig die Eigenschaft, die Fäulniss der Excremente und der Jauche zu unterdrücken. Man bereitet dasselbe dadurch, dass man magnesiahaltigen Kalk mit schwefliger Säure behandelt und 5 pCt. Carbolsäure zusetzt. Das auf diese Weise erhaltene Pulver streut man bei seiner Anwendung auf Mist und in die Ställe, und es ist dadurch schon nutzbringend, dass man die Streu länger gebrauchen kann, indem es, wie oben schon erwähnt, den schnellen Eintritt der Fäulniss hindert. —

Nach anderen Angaben soll dieses Desinfectionspulver nichts weiter sein, als gewöhnlicher Gaskalk, der aber sehr theuer verkauft wird. Wahrscheinlich wirkt das Pulver dadurch desinficirend, dass schwefligsauerer und ätzender Kalk, sowie die Phenylsäure die Fäulniss verzögern und andererseits schon vorhandene riechende Stoffe durch theerige Theile gebunden werden. Schon gebildetes Ammoniak kann nicht zurückgehalten werden, weil eine grosse Menge Aetzkalk und Aetzmagnesia vorhanden ist. Eine Mischung von Gyps, Torfabfall und eine kleine Menge Theer dürfte, besonders für Stallungen, in den meisten Fällen obigem Pulver vorzuziehen sein.

Fuchs empfiehlt zur Desinfection Holzessig und Holztheer, allein oder in Verbindung mit Eisenvitriol und — oder — Zinkvitriol, oder auch Mineralöle.

Coutaret desinficirt die Aborte mit Kreosotwasser und einer Lösung von holzsaurem Eisen. Nicht nur der Geruch, sondern auch Fliegen, Würmer u. dgl. verschwinden, wo man dieses Mittel in Anwendung bringt. Coutaret behauptet, dass sich dieses Mittel auch da glänzend bewies, wo sich Chlorkalk als völlig unzureichend erwiesen hatte.

Nach Paquet ist Thymol ein ausgezeichnetes Desinfectionsmittel, ist aber für gewöhnlichen Gebrauch zu theuer. Dotsch hat sich die Anwendung desselben in England patentiren lassen. In wässeriger Lösung (1: 1000) wirkt das Thymol bei Geschwüren von schlechter Beschaffenheit nicht ätzend (die Kranken geben als Wirkung nur ein kühlendes Gefühl an), sondern als antiputrides Mittel, wobei es nicht allein den unangenehmen Geruch beseitigt, sondern auch den Geschwüren selbst eine bessere Beschaffenheit verleiht und deren Heilung beschleunigt. Auch bei prutiden Processen in den der Injektion zugänglichen Körperhöhlen leistete die nämliche Lösung günstige Dienste. Dass das Thymol in der That ein fäulnisswidriges Mittel ist, geht aus Injektionsversuchen hervor, welche Paquet mit einer Mischung von 4 Gramm Thymol, 2 Gramm Anilin, 4 Gramm Tannin und 100 Gramm Glycerin behufs der Conservation von Eingeweiden und Gliedmaassen anstellte, wodurch es ihm gelang, dieselben in normalem Volumen und normaler Färbung Monate hindurch zu erhalten, ohne dass sie Spuren von Verwesung zeigten. Zur Anwendung des Mittels in letzterer Richtung ist, wie Paquet selbst hervorhob, der hohe Preis desselben hindernd, während dieser für die verdünnten Lösungen kaum in Betracht kommt, so dass, wenn sich Paquets Angaben über die antiseptischen Eigenschaften des Thymols bestätigen, der Gebrauch desselben, indem es die Inconvenienzen der Carbolsäurebehandlung in Hinsicht des namentlich den nur einer Phenylsäure zukommenden Uebelgeruches beseitigt, in Praxis wohl Verbreitung finden wird.

Pelouze empfiehlt die Desinfection mittelst Naphtalin.

Nach I. Lemaire wirkt die Carbolsäure so kräftig fäulnisswidrig, dass man nur die Wände eines Gefässes mit einer dünnen Schicht zu überziehen braucht, um anatomische Präparate, ja ganze Thiere jahrelang unverändert aufzubewahren, wenn man den Luftzutritt vollständig hindert. Zu Injectionen in die Gefässe von Cadavern benutzt man eine wässerige Lösung oder Emulsion von Carbolsäure und erreicht damit eine vollständige Conservirung bei ausserordentlich geringen Kosten. Eine wässerige Lösung von 1 pCt. Carbolsäure und 40 pCt. Essigsäure von 8 pCt. heilt Hautausschläge sehr schnell und die sogenannte Krätze fast augenblicklich.

Calvert empfahl schon im Jahre 1855 die Anwendung der Carbolsäure und Letheby hat dieselbe mit sehr gutem Erfolge angewendet.

Die Carbolsäure ist überhaupt nicht so gefährlich, wie viele andere Desinfectionsmittel, sie ist ferner billig, sehr wirksam und bequem anzuwenden. Man mengt sie vielfach mit Sand und Sägespähnen. 1 Kl. Säure und 3 Kl. von Letzterem. Carbolsäure mit ihrem 15 bis 25fachen Gewicht Wasser verdünnt wurde zum täglichen Besprengen des Fussbodens des Krankenzimmers und des Bettzeuges der Kranken benutzt. Der furchtbare Geruch, welcher sich von den Leichen der Pariser Morgue bei Sommerhitze entwickelte, konnte nur durch Carbolsäure entfernt werden, indem nämlich die Leichen besprengt wurden mit einer Auflösung von 1 Liter flüssiger Carbolsäure und 1900 Liter frischem Wasser. Die faulige Gährung wurde sofort vollständig unterdrückt; ebenso wurden Todtenhäuser bei der heissesten Witterung durch eine Auflösung von Carbolsäure in Wasser desinficirt; selbst wenn 6 bis 7 Leichen darin lagen.

C. Junghaus, der mit der Desinfection der Schlachtfelder um Metz beschäftigt war, fand, dass die Carbolsäure besserer Qualität als die rohe Säure des Handels, mit einem Gehalt von 60 pCt. reiner Säure doch nur die Fäulniss aufhalte, nicht aber unterdrücke, dass die Wirkung jedoch eine nachhaltigere ist, wenn die Carbolsäure in Verbindung mit grünem Vitriol und Desinfectionspulver angewendet wird. Carbolsäure ist bei Desinficirung von Cadavern, Leichen u. dgl. dann sehr nützlich, wenn sie in die Ohren, Unterleibshöhlen und deren unmittelbare Umgebung gebracht wird.

Wir schliessen hier an jene Anleitung zur Desinfection (mit Bezugnahme auf den deutsch-französischen Krieg), welchen das Präsidium der deutschen chemischen Gesellschaft in Berlin ausgearbeitet hatte:

Auswurfstoffe und Abfälle.

Steckbecken und Eiterbecken: Lösung von übermangansaurem Kali oder Carbolsäurewasser.

Spucknäpfe: Carbolsäure.

Nachttöpfe: Ausspülung mit Carbolsäurewasser.

Nachtstühle: Carbolsäurepulver beim Stehen, Lösung von übermangansaurem Kali bei sofortiger Entleerung.

Closets mit getrennten Auswurfstoffen: Carbolsäurepulver, Carbolsäurewasser.

Wasser-Closets: Carbolsäurewasser.

Abtritte mit Senkgruben ohne Stallmist oder mit Tonnen (auf die Umgebung noch besonders zu achten): Carbolsäurepulver, Chlormanganlauge, Eisenvitriol und andere Metallsalze.

Abtritte mit Stallmist: Carbolsäurepulver oder Besprengen mit Carbolsäurewasser.

Röhrenleitungen an Abtritten: Carbolsäurewasser.

Latrinengruben an Etappenstrassen und Bivouaks: Kalk, Gyps oder mindestens Erde; häufiger Wechsel der Lage.

Düngerhaufen: Carbolsäurepulver.

Pissoirs mit Tonnen und deren Abflüsse (Urinwinkel): Carbolsäurewasser oder Chlorkalklösung.

Gebrauchte Charpie, Bandagen, Eiterlappen etc.: Zum Zwecke des Verbrennens oder Vergrabens in Blechgefässen zu sammeln, die übermangansaueres Kali oder Carbolsäure enthalten. Findet sich dergleichen in Senkgruben vor, so ist Chlorkalk anzuwenden.

Lagerstroh, Heu u. dgl. von Verwundeten-Transporten, durchfeuchtete Matratzen (die wieder zu gebrauchenden Matratzen betr. siehe Wäsche): Chlorkalk, dann sobald als möglich zu verbrennen.

Thierische Abfälle von Schlächtereien und anderem Betrieb: sind tief zu vergraben und mit Aetzkalk oder Chlorkalk zu verschütten.

Räume.

geschlossene.

Krankenräume, Eisenbahnwaggons und Transportmittel aller Art, Viehställe (besonders zu berücksichtigen die Krippen), Arbeitssäle in Fabriken, Schulen, Gefängnissräume, Wachtlocale, Monturkammern, Waschräume, Casernen, Apartements, Pissoirs, Operationszimmer, Leichenkammern, Speicher mit thierischen Vorräthen, Schlachthäuser, Zwischendecke von Schiffen: Die Fussböden zu scheuern mit Carbolsäurewasser, oder Chlorkalklösung.

Die Wände und Decken mit Carbolsäure und Kalk zu tünchen.

Die Luft zu verbessern durch Lüften und Verdampfen von Holzessig oder Carbolsäure aus Pulver.

Sind die Räume unbenutzt — und nur dann ist eine wirkliche Desinfection der Luft möglich — so werden die Böden mit Chlorkalklösung oder Bleichflüssigkeit (Eau de Javelle etc.) oder Chlormanganlauge gescheuert. In Schalen aufgestellt wird: Chlorkalk mit Salzsäure oder mit Essigsäure oder concentrirte Salpetersäure oder Salpetersäure mit Staniol. Verbrannt wird: Schwefel (am besten Schwefelfäden) auf Thongeschirren.

Nach diesen Räucherungen ist auszulüften und mit Carbolsäure zu besprengen.

offene.

Hofräume, Marktplätze, Feldschlächtereien, Begräbnissplätze, Schlachtfelder, verlassene Verbandplätze: Vor allem die Ursachen der Schädlichkeit (faulende Reste, Leichen etc.) zu entfernen, zu vergraben, oder zu verschütten (mit Chlorkalk, Kalk oder Erde). Ausserdem sind grössere Flächen mit Sprengwagen, die Chlormanganlauge enthalten, zu befahren. Schnell wachsende Pflanzen einsäen ist sehr zu empfehlen.

Wasser.

1. Trinkwasser wird am sichersten unschädlich gemacht durch vorheriges Abkochen. Sonst geringer Zusatz von übermangansaurem Kali (so dass das Wasser kaum gefärbt erscheint).

Wasser.

Trübes oder beim Stehen sich trübendes Wasser kann durch etwas Alaun oder reine Soda geklärt werden.

Die Kohlenfilter bleiben nur wirksam, wenn sie häufig beim Luftabschluss ausgeglüht werden.

2. Fliessendes oder stehendes Wasser (Rinnsteine, Strassenkanäle, Abflüsse aller Art, Tümpel etc.) sind mit möglichst viel Wasser in Fluss zu erhalten oder in Fluss zu bringen und werden mit Lösung eines der folgenden Mittel häufig versetzt: Carbolsäure — Aetzkalk, Chlormagnesium und Theer (Süvern'sche Masse) — Thonerdesalze, Chlormanganlauge oder andere Metallsalze.

Leib- und Bettwäsche, Bekleidungsstücke etc.

Wäsche ist nach dem Gebrauche sofort mit Carbolsäurenwasser zu besprengen, dann in kochendes Wasser zu bringen und einige Zeit darin zu belassen; Matratzen, Uniform- und Bekleidungsstücke werden am besten auf 100 bis 120° C. erhitzt (in Backöfen) und nachher ausgeklopft. Wo dies nicht thunlich, sind besonders inficirte Stücke zu verbrennen, die anderen mit Carbolsäurewasser zu durchtränken und nachher in warmen Räumen zu trocknen.

Lebendes Vieh, das Berührung mit kranken Stoffen gehabt hat.

Das Vieh ist mit Carbolsäure überall und besonders an den Weichtheilen zu besprengen.

Menschen, die persönliche Berührung mit kranken Stoffen gehabt haben.

Menschen haben Hände etc. mit Lösung von übermangansauerem Kali zu waschen.

Leichen, die transportirt werden sollen, sind mit Carbolsäurewasser zu besprengen, in Tücher zu wickeln, welche mit Chlorkalklösung (1 : 20) getränkt sind. Womöglich ist die Bauchhöhle, wenn auch nur wenig zu öffnen und Chlorkalk hineinzubringen.

Wunden. Die Behandlung muss dem ärztlichen Ermessen überlassen bleiben.

Es wird darauf aufmerksam gemacht, dass nur Lösungen von reinem übermangansaurem Kali und reine Carbolsäure benutzt werden dürfen.

Vorschriften zur Herstellung der Mittel.

Lösung von übermangansaurem Kali soll enthalten: 1 Theil des reinen Salzes in 100 Theilen Wasser; wenn nur rohes Salz vorhanden, sind 5 bis 10 Theile zu nehmen; wirkt desinficirend auf Flüssigkeiten, bei festen Massen nur auf der Oberfläche.

Carbolsäurewasser wird erhalten durch Lösen von 1 Theil reiner krystallisirter Carbolsäure (die durch Einstellen des Gefässes in warmes Wasser flüssig wird) in 100 Theilen Wasser. Rohe Carbolsäure, deren Werth sehr unbestimmt ist, ist in mindestens doppelter Menge zu nehmen.

Carbolsäurepulver wird hergestellt durch Vermengen von 100 Theilen Torf, Gyps, Erde, Sand, Sägemehl, Kohlenpulver mit 1 Theil Carbolsäure, die vorher mit Wasser angerührt wurde. Hierfür rohe Carbolsäure (mindestens doppelte Menge) zu empfehlen.

Carbolsäuresalze sind in doppeltem Verhältniss der Säure anzuwenden.

Tünchen mit Carbolsäure: 1 Theil Carbolsäure mit 100 Theilen Kalkmilch zu mischen.

Chlorkalklösung soll 1 Theil in 100 Theilen enthalten.

Brom — das wegen seiner äusserst heftigen Wirkung nur in kleinen Mengen verschickt zu werden braucht und daher Chlorkalk etc. ersetzen kann, wo solche Mittel nicht hergeschafft werden können — wird beim Schütteln mit Wasser von letzterem aufgenommen. Dieses Bromwasser kann nur von Sachverständigen hergestellt werden.

Lösungen von Eisenvitriol und anderen Metallsalzen werden durch Ansetzen von Wasser mit einem Ueberschusse des betreffenden Salzes und häufiges Umrühren gewonnen.

Süvern'sche Masse: 100 Theile gelöschter Kalk, 15 Theile Steinkohlentheer und 15 Theile Chlormagnesium mit Wasser.

E. Wiederhold äussert vorstehenden Vorschlägen gegenüber einige Bedenken, zunächst spricht er sich gegen das Kaliumpermanganat aus, dieses Salz werde ausserordentlich leicht zersetzt durch organische Stoffe aller Art, schädlicher wie unschädlicher Natur. Der völligen Sicherheit wegen wird man stets grosse Mengen brauchen, z. B. bei Steckbecken. Der Endpunkt der Reaktion ist ferner nicht leicht zu erkennen, namentlich wo festere mit flüssigen Theilen gemischt sind. Verschwinden des Geruches kann nicht als Sicherheit dafür gelten, dass alle etwaigen schädlichen Stoffe zerstört sind, da man nicht weiss, ob die wirklich gefährlichen Stoffe überhaupt riechen und welchen Geruch sie haben. — Gegen die Anwendung von Chlorkalk in Zimmern, wo Menschen sich aufhalten, z. B. zum Scheuern des Fussbodens, macht sich das Bedenken geltend, dass das Chlor an sich schwachen oder angegriffenen Respirationsorganen schädlich ist. Ebenso dürfte nach Wiederhold's Ansicht sich die Carbolsäure zu gleichen Zwecken nicht empfehlen. Wenn dieselbe auch den Lungen nicht schadet, so wirkt dieselbe, wie von Hallier in Jena behauptet wird, nur in concentrirter Lösung sicher, z. B. pilztödtend, und eine solche concentrirte Lösung zum Scheuern und Tünchen würde ganz gewiss einen für die Meisten ganz unerträglichen Geruch verbreiten. — Zur Bereitung eines wirksamen Carbolsäure-Desinfectionspulvers ist es durchaus nothwendig, dass ein specifisch leichter mit einem specifisch schweren Körper gemischt werde. Nimmt man nun einen specifisch leichten Körper, z. B. Sägemehl, so schwimmt dieses Pulver, wie Wiederhold bei Senggruben beobachtet hat, an der Oberfläche und am Boden findet Zersetzung statt, ebenso umgekehrt. — Hat man verdächtige Excremente (von Cholera- oder Typhuskranken) zu desinficiren, so empfiehlt Wiederhold die Nachtstühle etc. sofort in einen grossen mit Deckel zu schliessenden Steinzeugtopf zu entleeren, in welchem sich concentrirte Salzsäure befindet, bei jedesmaligem Einschütten eine Messerspitze voll von chlorsauerem Kali zuzusetzen und dann sofort den Topf zu bedecken, der selbstverständlich im Freien oder unter einer Esse zu placiren ist. Der Inhalt des Steckbeckens etc., wenn er weit zu tragen ist, mag mit Chlorkalklösung zu übergiessen sein. Zum Reinigen der Wäsche empfiehlt Wiederhold 30 Theile Elaïnseife und 15 Theile Soda in 600 Theilen Wasser zu lösen, diese Lösung mit 30 Theilen Benzin zu versetzen und innig durch Rühren oder Schütteln zu vermischen. In diese Mischung wird die Wäsche 24 Stunden lang eingesteckt, alsdann in lauem Wasser ausgewaschen und in kaltem ordnungsmässig nachgespült. Dieses Verfahren schont die Wäsche sehr und reinigt gut. Benzin ist ausserdem ein ausgezeichnetes parasiten- und pilztödtendes Mittel. Mit dieser Mischung kann man sehr gut Nachtgeschirre etc. mit Hülfe von Tüchern und Bürsten reinigen. Der Schmutz, namentlich der durch ölige und harzige Theile verklebte, fliegt sozusagen von dem Geschirr ab. Zur Entfernung des Geruches ist mit Wasser nachzuspülen. — Zur Reinigung der Hände hat man zunächst auf sorgfältiges Schneiden der Nägel zu sehen, man nehme alsdann etwas Sodapulver auf die Hand, befeuchte es ein wenig mit Wasser und reibe den entstehenden Brei auf der Hautfläche mit Hülfe eines Stückchens Seife ein. Alsdann spült man die Hände im Wasser ab. Dieses Verfahren ist sehr wirksam und greift die Haut nicht an. — Charpie ist vor dem Gebrauche in 90 pCt. Alkohol einzutauchen, auszudrücken und trocknen zu lassen. Ueberhaupt verdient der hochgradige Alkohol für die Desinfection kleiner Gegenstände, zum Reinigen von wollenen Kleidungsstücken etc., zum Waschen des Gesichtes in Form von Eau-de-Cologne, zum Ausspülen des Mundes, in diesem Falle verdünnt, als Rum oder Franzbranntwein, die grösste Beachtung und Empfehlung, da seine Anwendung mit den wenigsten Belästigungen verknüpft ist. — Verbrennungen von Zeugen, Charpie u. s. w. nehme man, wenn irgend möglich, in einem gut ziehenden Ofen vor. Ist dieses nicht zu ermöglichen, so befördert man eine vollständige Verbrennung im Freien, die sonst leicht mit Zerstreuung der Gegenstände durch den Wind verknüpft ist, durch gutes Bestreuen der Gegenstände mit Salpeterpulver.

C. Homburg in Berlin hat Desinfectionstafeln in den Handel gebracht. Sie bestehen aus Pappe, welche wie ein Schwamm mit Carbolsäure vollgesogen ist, so dass dieselbe fast das $1\frac{1}{2}$fache ihres Gewichtes an roher Carbolsäure, und zwar jeder Quadratfuss 100 Gramm davon enthält. Es ist demnach leicht, die Menge von Carbolsäure zu berechnen, die man zur Wirkung gelangen lassen will, sei es beim Desinficiren der Wäsche als Zusatz zum Waschwasser, sei es beim Räuchern der Luft. Eine mit Carbolsäure-Dampf geschwängerte Atmosphäre ist leicht durch Aufhängen der Desinfectionstafeln in den betreffenden Räumen zu erreichen und zu regeln. Die grosse Oberfläche, welche die Tafeln darbieten, lässt die Carbolsäure rasch zur Verdampfung gelangen und der grosse Gehalt der Tafeln an diesem Mittel sichert eine nachhaltige Desinfection. Durch Einwerfen kleiner Schnitzel der Pappe in die Nachteimer, Spucknäpfe u. s. w. schützt man den Inhalt derselben vor der raschen Zersetzung.

Liebreich und Wichelhaus empfehlen Carbolsäurewasser (1 Theil reiner krystallisirter Carbolsäure auf 100 Theile

Wasser) zum Spülen der Wasser-Closets, Pissoirs, Röhrenleitungen an Abtritten u. s, w. — Carbolsäurepulver (100 Theile Torf, Gyps, Erde, Sand, Kohlenpulver mit 1 Theil Carbolsäure) für Nachtstühle, Abtritte, Düngerhaufen u. dgl m.

Dr. Schuer in Stettin hat eine billige und, wie die Praxis beweist, auch kräftig wirkende Desinfectionscomposition kennen gelehrt. Sie besteht aus 50 Kl. gemahlenem Aetzkalk, 10 Kl. trockenemHolzkohlenpulver, 5 Kl. trockenen Sägespähnen, 33 Gramm roher Carbolsäure, welche mit den Sägespähnen gut durchmischt ist. Auf eine Darmentleerung eines Erwachsenen werden von dem Desinfectionspulver ca. 30 Gramm verbraucht. Der in diesem Pulver befindliche Kalk absorbirt die Feuchtigkeit, während die Kohle die Gase in sich aufnimmt; hierdurch entsteht so werthvoller Dünger, dass derjenige, welcher die Excremente abholt, nicht nur die kostenfreie Abfuhr, sondern auch die Lieferung des Desinfectionspulvers bewirken kann. Dieser geruchlose Dünger kann ohne Unannehmlichkeit für die Hausbewohner oder die Passanten der Strasse zu jeder Tageszeit abgefahren werden.

Die Anwendung des Systems ist nach Schür in folgender Weise zu bewerkstelligen: Zur Placirung einzelner mit dem Selbststreuapparat versehenen Closets bedarf es keiner besonderen Erläuterung, da sie einfach nur an einer passenden Stelle aufgestellt zu werden brauchen; auch können dieselben bei etwa eintretenden Krankheitsfällen, ohne dass man deshalb Unannehmlichkeiten zu befürchten hat, ruhig in Wohn- und Krankenzimmern placirt werden. Die innere Einrichtung ist auf Trennung des Festen vom Flüssigen basirt. Ein inwendig emaillirter Eimer aus dünnem Eisenguss, vorn mit trichterförmigem Ansatz zur Aufnahme des Urins, vertritt die Stelle der bisherigen Holz- oder Zinkeimer im Nachtstuhl. Ein nierenförmiges, sich an den Eimer anschmiegendes Gefäss aus demselben Metall ist bestimmt, den Urin aufzufangen und lässt sich von Zeit zu Zeit nach Bedürfniss durch eine Klappe zum Entleeren fortnehmen. Am Sitze des Nachtstuhls ist das Reservoir des Desinfectionspulvers mit dem Mechanismus für die selbstthätige Bestreuung angebracht, welche erfolgt, sobald der auf der Brille Sitzende von dieser sich erhebt, d. h. sobald die bewegliche Brille durch eine Sprungfeder in die Höhe gehoben wird und dadurch den Mechanismus der Bestreuung in Thätigkeit setzt. Die emaillirten Eimer bilden an sich, in einen alten Nachtstuhl gestellt, ein Trennungssystem nach Schür'schem Princip, natürlich ohne Streuapparat, weshalb hierbei Jeder selbst das Desinfectionspulver über die entleerten Faeces streuen muss. Der Urin solcher stehenden Closets muss alle Tage wie die Nachtgeschirre ausgegossen werden, während der etwa 1 Kubikfuss haltende Eimer für eine Familie von 5 Personen mindestens 4 Wochen ausreicht. Der Streuapparat ist solid und einfach construirt, so dass man nicht befürchten darf, dass derselbe seinen Dienst versagen wird. Die Menge des durch denselben bei einmaligem Gebrauch gestreuten Pulvers beträgt etwa 15 Gramm, also für eine Familie von 5 Personen pro Jahr 25 bis 30 Kl.

Da die im Eimer auf diese Weise bestreuten Faeces völlig desinficirt sind, so ist das Austragen eines vollen Eimers durchaus nicht mit irgend welchen Unannehmlichkeiten verbunden; es geschieht am einfachsten auf folgende Weise: Die Faeces des im Closet befindlichen Eimers werden durch Umstülpen in einen anderen Eimer geschüttet und dieser wieder in eine auf dem Hofe des Hauses in einem bedeckten Raume aufgestellte Tonne entleert und, wenn nöthig, auch mit etwas Desinfectionspulver bestreut, deren Inhalt von Zeit zu Zeit von einem Landwirth oder einem Düngerfabrikanten abgeholt wird. Am Boden des mit einem Streuapparat versehenen Closets müssen vier 13 Millimeter weite Blechtüllen, und an der Hinterwand unmittelbar unter dem Streuer eine 50 Millimeter breite Tülle zur Ventilation angebracht werden, welche letztere mit einem conischen Rohre in Verbindung zu setzen oder durch die Aussenwand zu leiten ist, damit die bei ihrer Entleerung blutwarmen Excremente innerhalb keine Wassertropfen ansetzen. Da es nicht füglich praktisch ausführbar ist, die Filtration des Urins durch Torfgruss innerhalb solcher einzeln stehenden Closets vorzunehmen, um die für die Landwirthschaft werthvollen Stoffe des ersteren durch letzteren absorbiren zu lassen, so muss dies auf dem Hofe des Hauses in einem sogenannten Pissoir auf folgende Weise geschehen: Ein aus grobem Weidengeflecht bestehender (Schwefelsäure-)Korb wird zu $^3/_4$ mit Torfgruss gefüllt, der mit Abgängen aus Sodafabriken oder dem Nebenprodukt der Mineralwasserfabriken (saurer schwefelsaurer Magnesia) oder endlich mit dem Sauerwasser der Oelraffinerien u. dgl. gemischt ist. Der Korb wird dann so auf einige Steine gestellt, dass die unten durchsickernde, nicht mehr riechende Flüssigkeit in den Rinnstein laufen kann. Ueber diesen präparirten Torfgruss werden sämmtliche Urinmengen des Hauses ausgegossen. Die Erneuerung des Torfgrusses, der ebenfalls vom Landwirth oder Düngerfabrikanten abgeholt wird, geschieht je nach der Grösse des Hauses nach 4 bis 6 Wochen. Vorhandene Retiraden mit darunter befindlichen Senkgruben können gleichfalls ohne erhebliche Kosten für dieses System umgearbeitet werden. Seit mehreren Jahren ist dieses Schür'sche System praktisch nach den verschiedensten Arten in kleinerem und grösserem Maassstabe zur grossen Befriedigung Aller, die es besitzen, ein- und durchgeführt worden, und es ist nicht schwer, demselben die grösste Zukunft zu prophezeien, namentlich wenn die heilsame Reaction, welche sich allerorts gegen die Waterclosets und das Kanalisirungssystem bemerkbar gemacht, erst mehr Boden gewonnen haben wird.

Schrader und Behrend in Schönefeld bei Leipzig haben ein Carbolsäurepulver in den Handel gebracht. Sie fordern pro Person und Tag 1 Gramm Phenol zur Desinfection der Abgänge. 100 Kl. des Pulvers (Kieselsäure mit 10 pCt. Phenol) kosten durchschnittlich 20 Mark.

Wersterton vermischt Phenol mit Aether, Alkohol oder sonst einem flüchtigen Körper, um so die Verbreitung desselben in die Luft zu begünstigen.

Elixir Karoly pour les fourrures ist eine Lösung von Kampfer und Carbolsäure in starkem Spiritus gemischt mit einer hellbräunlichen scharfen Tinctur (Tinct. capsici annui?).

Eau de Java anticholerique ist eine Lösung von Kampfer und Carbolsäure in Spiritus.

Elixir de St. Hubert pours les chasseurs ist eine Lösung von Carbolsäure in Spiritus.

Lieven's Phenylin ist eine Lösung von Carbolsäure und Eisenvitriol in Wasser.

Ziurek empfiehlt 100 Theile Kalk mit Wasser zu löschen und unter das erkaltete Pulver 5 Theile Carbolsäure zu mischen.

Wiederhold giebt einer schwefelsauren Lösung desselben den Vorzug.

Crookes wendet Carbolsäure an, in welche schweflige Säure geleitet worden.

Hoppe-Seyler hat gefunden, dass keine niederen Organismen in einer Flüssigkeit leben können, welche 1 pCt. Phenol enthält. Aehnliche Resultate haben die Versuche von Plugge ergeben.

Crace-Calvert hat Eiweiss und Mehlkleister in unverschlossene Flaschen gebracht; diese Lösungen versetzte er mit verschiedenen Mengen der gegenwärtig als Antiseptica am meisten gebräuchlichen Substanzen. Die erhaltenen Resultate sind aus folgender Tabelle ersichtlich:

Angewandtes Antisepticum.	Menge des Antisepticums in Procenten.	Zeit binnen welcher die Lösung einen üblen Geruch annahm. Temperatur 21 bis 28° C.	
		Eiweiss.	Mehlkleister.
Mac Dougall's Desinfectionspulver	5 pCt.	11 Tage	25 Tage
Carbolsäurehaltiges Desinfectionspulver . . .	5 „	blieb unzersetzt	blieb unzersetzt
sog. Chloralum	2 „	9 Tage	—
Chlorzink	2 „	15 Tage	—
Chlorkalk	5 „	16 Tage	14 Tage
übermangansaures Kali .	5 „	—	—
Theeröl	2 „	11 Tage	25 Tage
Carbolsäure	2 „	blieb unzersetzt	blieb unzersetzt
Cresylsäure	2 „	blieb unzersetzt	blieb unzersetzt
ohne Zusatz	—	—	7 Tage

Diese Tabelle zeigt deutlich, dass Carbolsäure und Cresylsäure die einzig wahren Antiseptica sind und diese Ergebnisse stimmen mit denen überein, welche W. Crookes, D. August Smith und Dr. Sansom erhielten; denn die Wirkung beider Säuren hielt an, bis sowohl die Eiweisslösung als der Mehlkleister gänzlich eingetrocknet waren.

Es ergiebt sich daraus, dass, wenn zur Beseitigung des schädlichen Geruches von irgend einer im Zustande der Fäulniss oder Zersetzung begriffenen Substanz blos die odorisirenden Mittel erforderlich sind, Manganchlorür, Chlorkalk, übermangansaures Kali, Chloralum u. dgl. m. mit Vortheil benutzt werden können. Wird aber die Verhütung der Zersetzung einer organischen Substanz bezweckt, dann muss man zur Anwendung von Phenol schreiten, weil der Zweck nur mit diesem erreicht werden kann. Da die von faulender organischer Substanz ausgegebenen Produkte bekanntlich die Zersetzung von Körpern, welche gleicher Natur sind, begünstigen, — indem, wie bereits erwähnt, die Luft als Vehikel für die Uebertragung der Bakterienkeime dient, — so stellte Grace-Calvert nachstehende Versuche an, um zu ermitteln, welche von den genannten Substanzen das stärkste Vermögen besitzen, solche Keime zu zerstören und somit die animalische Substanz vor Fäulniss zu schützen. Auf den Boden weithalsiger Flaschen brachte Grace-Calvert von jedem der antiseptischen Mittel eine bekannte Menge und hängte mittelst eines Drahtes über denselben ein Stück frisches Fleisch auf.

Die folgende Tabelle enthält die erhaltenen Resultate.

Angewandtes Antisepticum.	Das Fleisch zeigte Flecken nach	Es wurde faul nach
Uebermangansaures Kali	2 Tagen	4 Tagen
Chloralum	2 „	10 „
Dougall's Desinfectionspulver	12 „	19 „
Chlorkalk	14 „	21 „
Theeröl	16 „	25 „
Chlorzink	19 „	—
Carbolsäurehaltiges Desinfectionspulver . . .	wurde nicht fleckig, sondern trocknete allmälig zu einer ganz harten Masse ein.	
Carbolsäure		
Cresylsäure		

Laujorrois hat gefunden, dass Fleisch und ähnliche Stoffe nicht in Fäulniss übergehen, wenn 1 pCt. Fuchsin zugesetzt wird.

Auch Pikrinsäure, Strichnin und Opium wirken fäulnisswidrig.

Nach den Versuchen von Augend ist Chloroform ein starkes Antisepticum. Schon $^1/_{200}$ desselben reicht hin, jede Zersetzung zu hindern.

Orfila empfiehlt den Aether.

Diese Substanzen sind zur Desinfection der Auswurfstoffe zu theuer, dagegen können Benzin und Petroleum, wo dieselben billig zu beschaffen, mit Erfolg angewendet werden.

Desmartis empfiehlt Campecheholzextract.

Robin hat gefunden, dass Fleisch, in starken Kaffee getaucht, sich über 9 Monate unverändert erhält. Nach einem französischen Patent vom 10. Februar 1843 wird zur Desinfection der Aborte Kaffeesatz angewandt.

Nach den Versuchen von Rabuteau und Papillon genügen 1 bis 2 pCt. kieselsaures Natron, jede Fäulniss zu hemmen.

Sussex versetzt den flüssigen Abtrittinhalt mit Natronwasserglas, dann mit einer Säure und trocknet die erhaltene gallertartige Masse.

Harn mit Salzsäure versetzt soll nicht faulen.

In gleicher Weise wirkt eine Mischung aus 4 Theilen Salzsäure, 1 Theil Scheidewasser und 20 Theilen Wasser.

Kalter Alkohol absorbirt sein 300faches Volumen schwefliger Säure. Einige Tropfen einer solchen Solution sollen, nach dem Pharmac. Journal and Transact., hinreichend sein, um eine ganze Kiste mit Kleidungsstücken zu desinficiren.

Dünne Natronlösung mit schwefliger Säure übersättigt, wurde vielseitig als ein sehr wirksames Desinfectionsmittel empfohlen.

Hoppe-Seyler spricht sich sehr entschieden zu Gunsten der schwefligen Säure als Desinfectionsmittel aus und verurtheilt die Benutzung von Eisenvitriol und Carbolsäure. Derselbe sagt: Um die Entwickelung der Krankheitskeime in den Auswurfstoffen des Kranken zu vernichten, hat man die verschiedensten Desinfectionsmittel angewendet, ohne über die Art und Weise ihrer Einwirkung sich nähere Rechenschaft zu geben. Weil eine Lösung von Eisenvitriol einige Produkte der Fäulnissprocesse, wie Schwefelwasserstoff und Ammoniak, in feste Verbindung überführt, hat man in diesem Salze eine desinficirende Substanz zu finden vermeint. Es ist durchaus nicht zu verkennen, wie wichtig aus Gründen, betreffend das Wohlbefinden der Menschen und der Reinlichkeit, es ist, diese Stoffe nicht in die Luft der Wohnungen übergehen zu lassen; aber man darf sich auch nicht dem Glauben hingeben, dass man damit Cholera- und Typhusansteckung beseitige, man darf sich nicht mit der Anwendung des Eisenvitriols deswegen zufriedenstellen, weil er die üblen Gerüche beseitigt. In Bezug auf die Anwendung der Carbolsäure zur Desinfection sagt derselbe, dass Versuche gezeigt haben, wie die Zerstörung der Organismen schon durch eine geringe Menge Carbolsäure gelingt, dass aber die Fermentationen zu ihrer Aufhebung einen viel grösseren Zusatz davon verlangen. Hoppe-Seyler hält dafür, dass bei den Desinfectionsmaassregeln die Säuberung der Luft in Abtritten, Cloaken u. s. w. zu wenig beachtet wird, und dass, wenn die Luft in diesen Räumen ausreichend desinficirt wird, die Ausbildung der verstäubenden Krankheitskeime unterdrückt und jedes bereits entwickelte Keimen getödtet wird. — Diese Luftdesinfection soll durch mittelst brennenden Schwefels entwickelte schweflige Säure geschehen. Die Desinfection der Luft in Fabriken, beim Reinigen der Senkgruben, Kanäle, Krankenzimmer u. s. w. ist jedenfalls von sehr grosser Bedeutung. Sie geschieht am besten, wie wir bereits oben erwähnten, durch eine entsprechende Ventilation, die aber nicht überall anzubringen ist. Man muss deshalb zu anderen Verfahrungsarten schreiten, um die Luft von in ihr enthaltenen schädlichen Stoffen zu reinigen. Die zur Desinfection angewandten Mittel bestehen stets darin, die vordorbene Luft mit Körpern zusammenzubringen, die chemisch darauf einwirken und die schädlichen Beimengungen in eine unschädliche Form bringen, oder die das Vermögen besitzen, schädliche Dünste aufzusaugen, nämlich Kohle.

Die noch an vielen Orten gebräuchlichen Räucherungen sind zu verwerfen, weil durch dieselben nur ein unangenehmer Geruch durch einen angenehmen verdeckt, aber nicht zerstört wird. Die Räucherungen mit Chlor oder schwefliger Säure sind wirksamer, haben aber den Nachtheil, die Luft mit einem neuen Körper zu schwängern, der selbst gesundheitsschädlich ist. Es gehören demnach die Chlorräucherungen mehr an solche Orte, wo die Vernichtung des Gestankes die Hauptsache ist, wie z. B. in Leichenhäusern, und die Schwefelräucherungen, wo es sich darum handelt, Körper, wie Wäsche, Kleidungsstücke u. dgl. m. von den angehenden Contagien zu befreien. In Krankenzimmern wird es stets am besten sein, durch Holzkohle, welche in frisch geglühtem Zustande ausgebreitet wird, die schädlichen Dünste absorbiren zu lassen.

Nach Hirzel bestehen die Desinfectionsschwärmer von Magirus in Ulm aus Patronen, in welche eine Mischung eingefüllt ist, bestehend aus 58 Theilen Salpeter, 36 Theilen Schwefel, 3 Theilen Holzkohle. Ihre Wirksamkeit beruht auf der Entwickelung von schwefliger Säure beim Abbrennen. Sie werden zur Desinfection von Aborten — da sie auch unter Wasser fortbrennen — und solchen Localen empfohlen, in denen Kranke oder Leichen gelegen haben.

Desinfectionskerzen von Dr. W. Reissig in Darmstadt, welche beim Brennen einen ununterbrochenen Strom von schwefliger Säure entwickeln sollen, werden nach der englischen Patentbeschreibung in der Weise hergestellt, dass dem Kerzenmaterial 2 bis 20 pCt. Schwefel oder ein anderes organisches Sulfid beigemengt wird. Für Räucherpastillen macht man ein Gemenge von Schwefel, Schwefelkies, Kohle, Harz, Manganсsuperoxyd und Gummi mit Wasser zu einem Brei und formt zu Pastillen und trocknet.

Dr. Th. Clemens empfiehlt, um die Luft bei ansteckenden Krankheiten zu desinficiren, eine Lösung von Chlorkupfer. Dieselbe besteht aus 2 Theilen concentrirter Lösung, 1 Theil Chloroform und 6 Theilen starkem Weingeist. Diese einfache, höchst wirksame Composition wird in eine gewöhnliche Spirituslampe von Glas mit Baumwollendocht gefüllt und der Docht angezündet. Sofort entwickeln sich Chlorkupferdämpfe, welche ein Zimmer von 16 □' und 20' Höhe in fünf Minuten so anfüllen, dass alle darin befindlichen Stoffe mit imprägnirt sind und es lange Zeit bleiben. Stellt man solche Lampen in die Gänge und Treppenhäuser, die Leichenräume u. dgl. m., so kann sich kein Miasma bilden. Ebenso lässt man solche Lampen täglich dreimal 5 bis 8 Minuten in den Krankensälen brennen. Werden dann die Auswurfstoffe noch sorgfältig mit angesäuertem Eisenvitriol desinficirt, so wird der Krankheit der Boden genommen.

Eugene Rimmel's Räucherungsmittel, von welchem einige Esslöffel voll jedesmal in einer kupfernen Schale mittelst der Spirituslampe verdampft werden, besitzt folgende Zusammensetzung: Salpetersäure 1 Theil, Rosmarinöl 8 Theile, Lavendel- und Thymianöl von jedem 4 Theile, Wasser 48 Theile.

Durch Wasserentziehung wirken Kochsalz, Alkohol u. A. tödtlich auf die Bakterien und damit fäulnisswidrig. Zum Conserviren der menschlichen Excremente dürften sich diese Stoffe wohl ebenso wenig eignen, als das Eintrocknen derselben durch die Wärme. Leider sind die Angaben, in wieweit die organischen Stoffe durch Erhitzen unschädlich gemacht werden, noch einigermaassen widersprechend. Dass sich in den heissen Quellen Island's (97,8° C.) noch lebende Organismen finden, ist bekannt.

Cohn giebt an, dass ein kurzes Kochen oder selbst Erwärmen auf 80° C. hinreiche, die Entwickelung der Bakterien zu hindern. Nach Hoffmann werden die Bakterien beim Kochen in offenen Gefässen erst nach längerer Zeit, rasch dagegen bei gewöhnlicher Siedehitze, in zugeschmolzenen Glasröhren getödtet; Wymann fand erst fünf- bis sechsstündiges Kochen ausreichend, die letzten Keime zu vernichten. Pasteur giebt an, dass diese Organismen erst durch Erhitzung auf 110° C. getödtet werden, und Lex hat selbst nach kurzem Erwärmen auf 127° C. noch vitale Bewegung beobachtet, ja Grace-Calvert hat gefunden, dass die Bakterien erst durch Erhitzen auf 204° C. vernichtet werden. Wenn demnach schon die Desinfection der

Decken und Betten aus Hospitälern durch Erhitzen auf 100 bis 110° C. bedenklich bleibt, so ist dieselbe für menschliche Abgänge schon aus dem Grunde nicht empfehlenswerth, als dieselben in wenigen Tagen wieder in Fäulniss übergehen würden, da die Luft und damit neue Bakterien nicht völlig abgehalten werden kann. Die Vernichtung der fäulnissfähigen Substanz durch Verkohlen oder Verbrennen dürfte wegen des hohen Wassergehaltes derselben kaum durchzuführen sein. Selbst zum Verbrennen von Leichen, welche etwa 70 pCt. Wasser enthalten, ist ein sehr bedeutender Aufwand an Brennmaterial erforderlich, da erst die grossen Feuchtigkeitsmassen verdampft werden müssen, ehe von einer Verbrennung nur die Rede sein kann. Nach den Versuchen von Fleck ist wenigstens das zwanzigfache des Gewichtes an Holz nothwendig, um die Verbrennung der Leichen zu einer vollständigen zu machen. Petroleum und andre schnell abbrennende Theeröle sind noch weniger vortheilhaft.

Von den oxydirenden Stoffen erfreut sich namentlich der Chlorkalk einer allgemeinen Anwendung. So empfiehlt Fuchs denselben als in jeder Beziehung ausreichend.

Pagnon-Vuartin schüttet in die Gruben Steinkohlenasche, dann eine Lösung von Chlorkalk und Salzsäure.

Collin's Desinfectionspulver ist ein Gemisch von Chlorkalk und schwefelsaurer Thonerde.

Eckstein in Wien empfiehlt in einem Memorandum an den Gemeinderath daselbst zur Desinfection Chlorkalk, in einen Pergamentsack gefüllt, in die Aborte, Canäle u. s. w. zu bringen. Gegen die Desinfection der Aborte mit Carbolsäure spricht er sich entschieden aus, weil dann in kurzer Zeit die Brunnen damit vergiftet werden. — Als ob es angenehmer wäre, wenn die Brunnen nicht desinficirte Excremente aufnehmen!

Zum Desinficiren von Leinenzeug, Matratzen, Bettzeug verfährt man nach Regnault auf folgende Weise: In einen starken Beutel von Segeltuch von 1 Liter Raum bringt man 500 Gramm Chlorkalk, näht den Beutel zu und steckt ihn in einen irdenen Topf, welcher 1 Liter gewöhnlicher Salzsäure von 1,15 spec. Gew. und 3 Liter Wasser enthält. Das Zimmer wird nun verschlossen und die Gegenstände bleiben 24 Stunden den Chlordämpfen ausgesetzt. Dann wird das Zimmer 48 Stunden lang gelüftet. Zehn der erwähnten irdnen Töpfe entwickeln 100 Liter Chlorgas, welche 20 bis 25 beschmutzte Matratzen desinficiren.

Der Polizeipräsident von Paris ordnete im Jahre 1848 die

Anwendung der Javelle'schen Lauge zum Desinficiren der Aborte an.

J. G. Orioli empfiehlt unterchlorigsaure Thonerde, welche nur in wässeriger Lösung existirt, und man durch Vermischen der Lösungen von Chlorkalk und schwefelsaurer Thonerde erhält. Wegen seiner leichten Zersetzbarkeit zerstört dieses Salz alle organischen Keime sehr leicht.

Wiederhold empfiehlt die Excremente, namentlich von Typhus- und Cholerakranken, in einen Steinzeugtopf zu entleeren, in welchem sich concentrirte Salzsäure befindet. Beim jedesmaligen Einschütten wird eine Messerspitze Kaliumchlorat hinzugethan

v. Pettenkofer spricht sich jedoch entschieden gegen jede Anwendung des Chlorkalks als Desinfectionsmittel aus.

Die Specialkommission der pariser Akademie empfahl zur Desinfection von Oertlichkeiten, in denen sich während der Belagerung von Paris an ansteckenden Krankheiten leidende Personen aufgehalten hatten, salpetrige Säure. Für 30 bis 40 Kubikmeter werden 2 Liter Wasser, 1500 Gramm Salpetersäure und 300 Gramm Kupferspäne in Steinzeuggefässen aufgestellt, Thüren und Fenster verklebt.

Nach dem Urtheil der Commission lässt sich jedoch Carbolsäure weit bequemer anwenden, sie ist nicht so gefährlich, überdies billiger und von gleicher Wirksamkeit.

Kunheim empfiehlt zur Desinfection der Aborte übermangansaures Natron mit schwefelsaurem Eisenoxyd (Eisen-Chamäleon). Die Art der Anwendung dieses Desinfectionsmittels ist höchst einfach. In Abtritte, welche von vielen Personen benutzt werden, giesst man von der besagten Lösung soviel, dass auf jede Person täglich etwa ein mittelgrosses Weinglas voll kommt, mit wenigstens der zehnfachen Menge Wassers verdünnt. In Nachtstühlen, Closets oder in den Gefässen, welche Erbrochenes aufnehmen sollen, lässt man auf dem Boden stets eine 50 Millimeter hohe Schicht Wasser stehen, und in dieses giesst man unmittelbar vor dem Gebrauche ein Weinglass voll des Präparates. Die dadurch erzielten Resultate sind ausserordentlich günstig. Bei Pissoirs an Eisenbahnstationen, in grossen Gasthöfen u. s. w. wird die Lösung, mit zehnfacher Menge Wassers verdünnt, mittelst einer Handspritze an die zu desinficirenden Wände gebracht.

Schleuther und Bochanicki haben eine Desinfectionsseife in der Art hergestellt, dass sie Seifenschnitzel mit

Kaliumpermanganat durch Pressen in eine harte Masse verwandelten. In dieser Verbindung jedoch zersetzt sich das Kaliumpermanganat sehr bald und es entsteht ein ganz werthloses Gemisch von Manganoxyd mit Seife.

Nach Dr. Hager ist nachstehende Desinfectionspasta der vorstehenden Desinfectionsseife bei weitem vorzuziehen. Man nimmt 100 Theile weissen Bolus (Thon), 1000 Theile kochendes destillirtes Wasser und 25 Theile gewöhnliche Salpetersäure. Die Mischung lässt man einige Tage unter öfterem Umrühren mit einem Glasstabe in einem bedeckten Gefässe von Porcellan oder Glas stehen. Hierauf wird die Flüssigkeit abgegossen und der Thon in einem Leinwand-Colatorium mit destillirtem Wasser völlig ausgewaschen. Dem hierdurch erhaltenen plastischen Thon werden 5 Theile gepulvertes übermangansaures Kali hinzugefügt. Die Masse wird nun in Formen gebracht und an einem lauwarmen Orte ausgetrocknet. Die vollständig getrocknete Masse wird in mit Paraffin getränktem Papier aufbewahrt; beim Gebrauche wird etwas abgeschabt und als Waschpulver verwendet.

Nach dem Vorschlage von Böttger werden die starken Ausdünstungen von eiternden Wunden durch ein aufgelegtes Bäuschchen Schiesswolle, welches mit übermangansaurem Kali getränkt ist, sofort beseitigt.

Von allen Desinfectionsmitteln hat uns das Kaliumhypermanganat zumeist befriedigt. Bequem in seiner Anwendung, sicher in seiner Wirkung, gefahrlos in jeder Gabe und in jeder Art der Anwendung, verdient es vor allen bis jetzt bekannten Mitteln den Vorzug; seine Lösung von bläulicher Färbung ist dem Auge angenehm; es ist ferner gänzlich geruchlos — ein grosser Vorzug, den es vor dem Steinkohlentheer, Carbolsäure, Chlorkalk u. A. m. besitzt. Als Antimiasmathicum wirkt das Kaliumpermanganat nicht gleich dem Chlor, Brom, Jod, der Carbolsäure u. s. w. neutralisirend auf die Miasmen und Gifte, sondern es zerstört und vernichtet dieselben, dass keine Spuren davon zurückbleiben und zwar entfaltet es diese Wirkung mit einer Raschheit, welche in der That an das Wunderbare streift und welche stets um so stärker hervortritt, je concentrirter die angewendeten Lösungen sind. Man hat dem Kaliumhypermanganat zweierlei Vorwürfe gemacht, dass es zu theuer sei und dass es die Wäsche beschmutze. Der erste Vorwurf lässt sich durch den Umstand widerlegen, dass das Mittel bei noch sehr starker Verdünnung wirksam ist. Durch das Kaliumpermanganat beschmutzte Wäsche braucht man nur einige Minuten in Wasser, welches mit etwas Salzsäure angesäuert ist, einzutauchen, um die durch dasselbe erzeugten Flecken sofort zum Verschwinden zu bringen.

Fleck hat 47,2 CC. Düngerjauche, welche aus einer alkalischen Silberlösung 100 Milligramm Silber abscheiden, mit einem grossen Ueberschusse der verschiedenen Desinfectionsmittel versetzt. Wurde hierauf die Flüssigkeit (nach dem Absetzen) mit alkalischer Silberlösung gekocht, so resultirte eine um so geringere Menge Silber, je mehr Fäulnissstoffe durch das Desinfectionsmittel oxydirt oder gefällt worden waren. Es wurden somit, nach Einwirkung von:

Nummer.	Desinfectionsmittel.	Noch abgeschieden Milligramm Silber	Desinfectionswerth entsprechend Milligramm Silber.	Wirkungswerth No. 1 = 100.
1.	Chlorkalk mit Schwefelsäure .	29,5	70,5	100,0
2.	Chlorkalk mit Eisenvitriol . .	30,2	69,8	99,0
3.	Lüder und Leidloff's Pulver .	35,1	64,0	92,0
4.	Carbolsäurepulver	39,6	60,3	85,6
5.	Kalk	40,3	50,7	84,6
6.	Alaun	43,3	56,7	80,4
7.	Eisenvitriol	45,9	54,1	76,7
8.	Chloralum	47,8	52,2	74,0
9.	Bittersalz	59,7	40,3	57,1
10.	übermangansaures Kali mit Schwefelsäure	63,8	36,2	51,3

Prof. Fleck schliesst daraus, dass, mit Ausnahme des übermangansauren Kali, die oxydirenden Desinfectionsmittel die grösste Wirkung haben, dass das Lüder- und Leidloff'sche Desinfectionspulver wirksamer ist, als Phenol u. s. w. Dem gegenüber ist hervorzuheben, dass die Mittel 3 bis 9 hier die organischen Massen nur gefällt haben, dass aber die erhaltenen Niederschläge, mit Ausnahme des durch Phenol, in kurzer Zeit dennoch in Fäulniss übergehen werden, die aufgestellten Werthe daher wohl nur bei der Reinigung von Canalwassern zur Geltung kommen können. Bei Nr. 2 kommt die präcipitirende Wirkung des, durch die Zersetzung der Bestandtheile frisch gefällten Ferrihydrates (Eisenoxydhydrat) und die oxydirende des überschüssigen Chlorkalkes zusammen. Die Excremente und Abfälle einer Stadt aber mit soviel Chlorkalk oder übermangansaurem Kali zu versetzen, dass die fäulnissfähigen Stoffe völlig oxydirt werden, ist praktisch gar nicht durchführbar. Geringere Mengen dieser Substanzen sind aber dann fast werthlos. Es wird demnach die Hauptaufgabe der Gesundheitspflege sein müssen, die Concurrenz der Verwesung zu unterstützen und die Bedingungen dazu möglichst rasch und vollständig herzustellen. Dieser Forderung wird am vollkommensten durch Ausbreitung der städtischen Abfallstoffe, namentlich der menschlichen Excremente, auf Feldern und Wiesen (durch Berieseln) genügt werden.

Nach Davy ist Torf sehr gut geeignet, Dünger u. dgl. m. geruchlos zu machen; Torfkohle ist weniger gut, da sie kaum $^1/_{10}$ soviel Ammoniak zu absorbiren vermag. Roggers empfiehlt jedoch Torfkohle sehr; Tamling stark verkohlte Lohkuchen. Auch Kohle von Seetang ist vorgeschlagen.

Salmon hat von der französischen Akademie einen Preis von 8000 Frcs. erhalten für die Erfindung seiner animalisirten Kohle zur Desinfection der Aborte u. s. w. Er glüht in Cylindern den Schlamm aus Flüssen, Teichen oder Erde mit $^1/_{10}$ ihres Gewichtes organischer Stoffe. Excremente mit gleichen Theilen dieses Pulvers gemischt sollen sofort geruchlos werden. — Poitvin hat sich ein ähnliches Verfahren in England patentiren lassen.

Soldan empfiehlt erdige Braunkohle, Steinkohlengruss u. dgl. m. — Auch Erde, Steinkohlenasche, Strassenkehricht, Stroh, überhaupt alle Substanzen, welche die Excremente trocknen und lockern, sind zu gleichem Zwecke angewendet. Diese Stoffe machen zwar die Auswurfstoffe geruchlos durch Absorption der riechenden Gase, die Fäulniss ist aber nur durch Zusatz grosser Massen zu beschränken, völlig gehindert wird sie nie oder nur in den seltensten Fällen. Nach Grace-Calvert wird die Entwicklung der Vibrionen durch Holzkohle, übermangansaures Kali, Kalk, phosphorsaures Natron und Ammoniak sogar begünstigt.

Calloud empfiehlt zum Desinficiren der Aborte die Mutterlauge der Salinen.

Maugon will die städtischen Excremente mit Kalkstein und ozonisirter Luft behandeln*).

---

*) Sulphozon nennt Ch. Roberts ein mit schwefliger Säure imprägnirtes Schwefelpulver. Schwefel in Pulverform soll gleich der Kohle die Eigenschaft besitzen, Gase zu absorbiren. Das Sulphozon wird von Roberts als ausgezeichnetes Desinfectionsmittel empfohlen. Gepulverter Stangenschwefel zeigt nicht die Eigenschaft, Schmarotzer etc. zu tödten, dagegen die Schwefelblumen, welche schweflige Säure enthalten. Das Sul-

Nach Mosselmann ist die Desinfection der Menschen-Excremente leicht und sicher auszuführen und der so künstlich dargestellte Dünger von grosser Wirksamkeit, wenn in folgender Weise verfahren wird. Man löscht fetten gebrannten Kalk mit seinem halben Gewichte Urin (oder Latrinenflüssigkeit) zu einem pulverförmigen Hydrat; zu diesem Kalkmehl mischt man nun die festen Excremente und zwar, indem man $2^1/_2$ Maasstheile Kalkpulver auf 2 Maasstheile Excremente anwendet. Durch dieses einfache Verfahren werden die festen Excremente schnell in eine transportable Form gebracht; das erhaltene Produkt enthält natürlich alle in den menschlichen Excrementen befindlichen Bestandtheile; beim Vermischen der Latrinen-Flüssigkeit mit dem Kalk entwickelt sich Ammoniak, sonst hält sich dieser Dünger (animalisirter Kalk) unverändert. Die Zusammensetzung dieses Produktes ist folgende:

Gebrannter Kalk	28,57 — 32,25 pCt.
Urin . . . . . / feste Excremente . .	71,43 — 67,75 pCt.
	100,00

Dieser Dünger enthält Kalk, stickstoffhaltige Substanzen, phosphorsaure Salze, Kalisalze u. s. w.

Der Stickstoffgehalt desselben ist grösser als der des Stalldüngers; Phosphorsäure enthalten beide Dünger in gleichem Verhältniss.

Wohl schlägt gebrannten Dolomit mit Kohlenpulver vor;

Herpin ein Gemisch von gebranntem Gyps und Holzkohle. Dieses überaus billige Pulver wird von Zeit zu Zeit in die Gruben gestreut. Namentlich erscheint dasselbe auch sehr geeignet für die Bearbeitung des Grubeninhalts zu Poudrette. 12 Kl. Gyps und $2^1/_2$ Kl. Kohle reichen hin, um die auf beiläufig 45 Kl. anzuschlagenden festen Excremente, welche der Mensch in einem Jahre liefert, völlig geruchlos und consistent zu machen, die etwas zusammengepresst und in Ziegel geformt schnell trocknen, ohne irgend einen unangenehmen Geruch zu verbreiten. Ebensowenig entsteht ein solcher, wenn man die

phozon, über dessen Bereitung übrigens Roberts nichts Näheres angiebt, soll bedeutend grössere Mengen von schwefliger Säure enthalten als die Schwefelblumen, so dass es, unverdünnt angewendet, schädlich wirken kann. Das Sulphozon soll 4 bis 5mal so wirksam sein als Schwefelblumen. (Pharmac. Journ. and Transact. Juli 1872.)

Poudrette mit Wasser vermischt, um sie in flüssiger Form anzuwenden. Als Düngemittel empfiehlt sich dieses Präparat schon aus dem Grunde, weil es zu einem überaus billigen Preise abzulassen sein wird, dann aber, weil durch die beiden Desinfectionsmaterialien jeder Verlust von Ammoniak verhindert und die Zersetzung desselben im Boden auf eine erwünschte Weise verlangsamt wird.

Die Holzkohle ist überhaupt ein desinficirendes Mittel. Es war daher ein sehr glücklicher Gedanke, Kissen mit Kohlenpulver zu füllen und sie als geruchreinigende Unterlagen bei Kranken anzuwenden, die in ihrem Leidenszustande üble Gerüche verbreiten. Selbst wenn die Kohlenkissen mehrere Wochen lang nicht gewechselt werden, sollen sie sich doch als geruchtilgende und wenig kostende Mittel auf das vollkommenste bewährt haben.

Siret in Meaux desinficirt die Aborte mit Holzkohle und Eisenvitriol; für dieses Verfahren erhielt er von der französischen Akademie der Wissenschaften einen Preis von 1500 Frcs. Später verwandte derselbe ein Gemisch von 200 Theilen Eisenvitriol, 50 Theilen Zinkvitriol, 400 Theilen Gyps und 10 Theilen Holzkohlenpulver; oder 200 Theilen Eisenvitriol, 360 Gyps und 10 Theilen Holzkohle.

Maillet versetzt den Grubeninhalt mit Eisenvitriol und Kohle und bringt die so geruchlos gemachten Excremente auf's Feld. Die jährlichen Abgänge eines Menschen sollen 20 Ares Land düngen können.

Andere Vorschriften von Desinfectionsmitteln lauten:

Eine grobe Pulvermischung aus 200 Theilen Eisenvitriol, 200 Theilen Gyps, 200 Theilen gemahlenen Torfgruss, 200 Theilen Steinkohlenpulver, 50 Theilen Kalkhydrat, 50 Theilen Steinkohlentheer oder 1 Theil Carbolsäure.

Eine grobe Mischung aus 300 Theilen Eisenvitriol, 50 Theilen Kalkhydrat, 100 Theilen Gyps, 50 Theilen Holzkohle und 2 Theilen roher Carbolsäure.

Ein grobes Pulvergemisch aus 100 Theilen Gyps, 100 Theilen Lehm, 100 Theilen Chlorkalk.

Brown versetzt den Abtrittinhalt mit Eisenvitriol, Manganlauge u. dgl., rührt um, bestreut die Masse mit einem Pulver, welches er durch Erhitzen von 75 Theilen Asche oder Strassen-Kehricht, mit 25 Theilen Abfällen aus Gerbereien, Sagespähnen u. s. w. erhalten hat, und trocket das Gemisch an der Luft.

Broquet und Marie nehmen ein Gemenge von Kohle, Eisenvitriol, Chlorkalk und schwefelsaurem Blei.

Paulet hat sich in Frankreich ein Gemisch von Eisenvitriol und Seife (also ölsaures Eisen) patentiren lassen. Später versetzte er den Inhalt der Abtrittsgruben in Paris mit einer Lösung von Zinkvitriol und Oelemulsion.

Robinet bedeckt die Excremente mit einer mehrere Millimeter dicken Schicht Oel, um jeden üblen Geruch beim Ausnehmen der Aborte zu vermeiden.

Faucille schlägt vor, die Aborte durch Wasserdampf geruchlos zu machen. Nach einem französischen Patent werden mittelst einer Locomobile gespannte Dämpfe in die Grube eingeführt, dann durch eine Chlorentwickelung die letzten Gerüche zerstört.

Le Voir hat gefunden, dass ein mit Wasser benetztes Gewebe, in den Abtritten aufgehängt, den Geruch beseitigt.

Louvet-Mirlan mischt Eisenvitriol, Kalk, Kohle, Russ und etwas Wohlriechendes (Mirbanöl!) um damit Aborte und Gossen zu desinficiren.

Dubois wendet eine Abkochung von Gerberlohe und Raute mit Eisenvitriol an, färbt die Excremente also einfach mit Tinte schwarz.

Matthon leitet die Dämpfe von brennendem Hopfen, Wachholderbeeren, Wermuth und Anis in die Abtrittsgrube bis zum Siedepunkte (?!) des gesammten Kothinhaltes. Dann wird ein kochend heisses Gemisch von Schwefelsäure, Eisenvitriol, Alaun, Anis, Wachholder, metallischem Kupfer (!!) hineingeschüttet, und schliesslich die Masse noch mit zerquetschten Pomeranzen und Citronen parfümirt.

Ueber den Werth oder Unwerth dieser sogenannten Desinfectionsmethoden wird kaum ein Zweifel sein.

Nur die Carbolsäure (Phenol) ist von allen vorgeschlagenen wirksamen Desinfectionsmitteln einer allgemeinen Anwendung fähig und werth.

Es bleibt demnach den Städten nur die Wahl zwischen gründlicher Desinfection mittelst Carbolsäure und gelegentlicher Abfuhr, oder sofortiger Entfernung der Auswurfstoffe und sonstiger organischer Abfälle.

In einem Tage liefern Gramme:

	Faeces.	Darin		Urin.	Darin	
		Stickstoff.	Phosphate.		Stickstoff.	Phosphate.
Männer . . .	150	1,74	3,23	1500	15,0	6,08
Frauen . . .	45	1,02	1,08	1350	10,73	5,47
Knaben . . .	110	1,82	1,62	570	4,72	2,16
Mädchen . .	25	0,57	0,37	450	3,68	1,75

100,000 Personen (37,610 Männer, 34,630 Frauen, 140,60 Knaben, 13,700 Mädchen) z. Beispiel produciren dem entsprechend jährlich etwa 3,3 Mill. Kl. Faeces und 44 Millionen Liter Harn, im Ganzen also fast 48 Millionen Kilogramm feste und flüssige Excremente, und darin 433,000 Kl. Stickstoff und 241,000 Kl. Phosphate.

Diese Massen kommen bekanntlich grösstentheils in die Abtrittsgruben, die durchweg besser als Schwindgruben zu bezeichnen sind, da hier kaum die Hälfte ja selbst nur $^1/_{10}$ der hineingelangten Excremente zurückgehalten, somit Boden und Brunnen vergiften. Die Herstellung wasserdichter Gruben ist sehr schwer, die Controlle über die Beschaffenheit älterer Gruben fast unmöglich; dass daher die Abtrittsgruben überhaupt, selbst mit Desinfection, zu verwerfen sind, ist längst anerkannt.

Hauptsätze zur Sanirung grösserer Städte sind folgende:

1. Das System der Abtrittsgruben muss gänzlich verlassen werden; und
2. es darf keine Einleitung des unreinen Wassers in die öffentlichen Stromläufe erfolgen.

Man hat nun die Abtrittsgruben durch Abtrittskübel zu ersetzen versucht.

Bei einem geordneten Kübelsystem sind folgende drei Erforderungen festzuhalten:

1. Dass jede Haushaltung (wenigstens) einen Kübel (Fass, Tonne), dessen Grösse höchstens die Dejection einer Woche aufzunehmen im Stande ist, nebst Reserve-Kübel sich beschaffe,
2. dass wenigstens einmal wöchentlich die Abfuhr dieses Kübels in verschlossenen Wägen bei Nacht stattfinden müsse,
3. dass der Kübel nur in vollständig gereinigtem Zustande

nach der Entleerung wieder in Gebrauch genommen werden dürfe.

Diese Forderungen erscheinen sehr hart, sie sind aber vom sanitären Standpunkte aus noch nicht hart genug. Schon im Laufe eines Tages gerathen die Excremente, namentlich der Harn, in Zersetzung; soll daher die Tonne nur einmal die Woche abgefahren werden, so ist eine hinreichende Desinfection unbedingt erforderlich.

Mit dem erwähnten Verfahren von Moselmann, die Excremente durch Kalk zu desinficiren, ist in keiner Stadt, wo bisher Versuche damit angestellt sind, irgend welcher zufriedenstellender Erfolg erreicht worden. Für grössere Städte ist es aber völlig unbrauchbar wegen des kolossalen Verbrauches an gebranntem Kalk; eine Stadt von 100,000 Einwohnern würde jährlich 20 bis 30 Millionen Kilogramm nöthig haben.

Beim Rochdale-System, Patent von Aldermann Tailor, befindet sich unter jedem Closetsitze ein Gefäss, welches eine kleine Menge chemischer Desinfectionsflüssigkeit enthält, in welcher die Faeces und der Urin gesammelt werden. Die Gefässe werden bei Tage in einem geschlossenen Wagen nach einer Düngerfabrik gebracht, wöchentlich oder noch öfter, wenn nöthig, indem ein wichtiger Punkt bei dem Processe in der Verhinderung resp. Verzögerung der fauligen Gährung der Excremente besteht, so dass sie daran gehindert werden, die Atmosphäre zu verpesten und am Düngerwerth zu verlieren. Die Schlacken und trockenen Abfälle von den Häusern werden nach derselben Fabrik gebracht, die Pflanzentheile verbrannt und mit der Kohlenasche bei der Fabrikation des Düngers verwandt, um die nöthige Triebkraft zu erzeugen. — Ueber die Erfolge dieses Systemes ist noch nichts bekannt.

Morrel's Aschencloset hat gleich eine Siebvorrichtung, welche die Asche von den Schlacken trennt.

Moule wendet dagegen trockene Erde zum Desodorisiren der Excremente an. Nach neueren Versuchen, welche im Berliner Arbeitshause mit trockener Gartenerde, Torfasche und mit getrocknetem pulverisirtem Lehm gemacht sind, erfüllen diese Substanzen den Zweck der Geruchlosmachung, wenn der Koth von ihnen vollständig und in nicht zu geringer Menge bedeckt war; pro Stuhlgang sind etwa 3,5 Kl. Erde erforderlich, für eine Stadt von 100,000 Einwohnern also jährlich etwa 200 Millionen Kilogramm derartiger Deckstoffe. Nach Müller würden 100 Kl. dieser Mischung einen landwirthschaftlichen Werth von etwa 10 Pfennige haben; die Kosten für Hin- und Rücktransport dieser grossen Massen also bei Weitem nicht gedeckt.

Jemand hat angerathen, den Kübelinhalt in einen eisernen Topf zu schütten und diesen auf den von der Bereitung der Mahlzeit noch heissen Herd zum Trocknen zu bringen. Dieser Vorschlag, ob ernst oder spöttisch gemeint, charakterisirt in seiner Uebertreibung vollständig jede Idee, die Trocknung des Düngers und die mehrmalige Benutzung desselben in den Kübeln zu empfehlen. Hope sagt darüber: Ich habe zuweilen die Anwendung von Moule's System gebilligt, und ich muss daher zur Aufklärung sagen, dass diese Billigung nur auf solche Fälle beschränkt bleibt, wo kein genügender Wasservorrath da ist oder wo strenge Disciplin herrscht, wie in einem Arbeitshause oder in Casernen.

Petri in Berlin will durch ein angeblich neues Verfahren die Excremente desinficiren und zu Brennsteinen verarbeiten. Das wesentlichste des Verfahrens besteht darin, dass die Stoffe sofort, sobald sie den Körper verlassen, durch Mischung von Chemikalien und einer Füllungsmasse (Torfgruss) desinficirt werden. Die hierzu angewendeten mechanischen Vorrichtungen sind nach der Aufstellung der Localität verschieden. Am besten empfiehlt es sich, die Mischung in einer, freilich für grössere Institute etwas kostspieligen, drehbaren Trommel auszuführen. Die desinficirte Masse wird in Fässer gebracht, die, da sie vollständig geruchlos sind, jeder Zeit abgeholt werden können und in gewöhnlicher Ziegelmaschine zu Steinen geformt, welche entweder als Brennsteine oder Dungmaterial Verwendung finden können.

Wenn die als Dr. Petri's Desinfectionsmittel zu relativ hohen Preisen verkauften Stoffe die geheim gehaltenen Zusatzmittel Petri's repräsentiren, so böte dieser Theil der Erfindung allerdings nichts Neues. Nach Schädlers Untersuchung sind dies eine Flüssigkeit und ein Pulver, erstere bestehend aus Chlorcalciumlösung mit Nitrobenzin parfümirt; letztere aus Torf- und Kohlengruss, Gyps und Carbolsäure zusammengesetzt.

In weiteren Mittheilungen über Petri's Verfahren heisst es bald, es würden die mit dem Zusatzmittel versetzten Faecalien zur Ausscheidung des Wassers in eigends construirten Kesseln eingedampft, bald wird das Abdampfen abgeleugnet und vom Wasserüberschuss wird gesagt, dass er freiwilliger Verdampfung unterliege, dass die mit dem Torfzusatz gemengten Excremente nach 14 Tagen in Maschinen gebracht werden, aus welchen sie als lehmartige weiche Masse herauskommen, die in 2 Tagen erstarrt und zu Faecalsteinen geformt wird. Die Güte dieses Brennmaterials wurde erst, als den Steinkohlen fast gleichkommend, übertrieben, dann mit der der Braunkohle parallelisirt, doch dürfte nach der Meinung anderer der Brennwerth der Faecalsteine im günstigsten Falle einem schlechten Torf gleichzustellen sein. Die Ansicht, dass die Anwendung der menschlichen Auswurfstoffe als Brennmaterial die denkbar schlechteste sein würde, da der werthvollste Bestandtheil desselben, die Stickstoffverbindungen, hierbei völlig verloren gehen, ist nur bedingt richtig, denn es kann vorkommen, dass unter Umständen eine Verbrennung der Excremente wohlfeiler zu stehen kommt, als deren Fortschaffung auf irgend eine andere Weise. Dies erklärt auch, dass in geschlossenen Etablissements z. B. Borsig in Berlin, das Petri'sche Verfahren definitiv eingeführt werden konnte. Dass dagegen das Petri'sche Verfahren, wie behauptet wird, geeignet sei, die Excremente ganzer Stadtbevölkerungen zu verarbeiten, ist höchst unwahrscheinlich.

Petri hat später seinen zu Brennsteinen zu verarbeitenden Massen noch allerlei Abfälle zuzusetzen in Vorschlag gebracht, Strassenstaub, Fabrik- und Haushaltungsabfälle u. dgl. m., die also nicht nur zur Absorption des Flüchtigen dienen, sondern auch an der Verbrennung theilnehmen und den Werth der Asche als Dungmittel erhöhen, oder doch nicht beeinträchtigen sollen. Die Asche der Faecalsteine soll einen relativen Werth von $4^1/_2$ M. repräsentiren. Dass durch Petri's Verfahren, wie behauptet worden ist, auch die flüssigen Abfälle, Küchenwasser u. dgl. m. unschädlich gemacht werden können, oder gar die Canalisation der Städte in Frage gestellt werden könnte, ist nicht der Widerlegung werth.

Dr. Ziurek bestreitet überhaupt, dass die Faecalstoffe durch das Petri'sche Verfahren desinficirt werden. Es fehle der Beweis, dass die von Dr. Petri angewandten Stoffe wirklich desinficirend, d. h. die organischen Keime tödtend und nicht blos desodorisirend wirken. Nach seinen eigenen Erfahrungen müsse Ziurek die Möglichkeit eines Mittels, welches für immer oder auf längere Zeit desinficirend wirke, entschieden in Abrede stellen: alle bekannten Desinfectionsmittel wirken nur zeitweise. —

Abgesehen von den Schwierigkeiten, welche sich einer Desinfection im grossen Maassstabe entgegenstellen, ist es auch noch sehr fraglich, ob die Excremente auf eine der vorbemerkten

Weise auch wirklich desinficirt werden, ob nicht vielmehr in diesen Gemischen sich die Krankheitskeime erst recht entwickeln. Pettenkofer verspricht sich von der Desinfection mit Erde und Torf nicht nur keinen Nutzen für die Salubrität, sondern befürchtet im Gegentheil die grössten Gefahren, speciell bezüglich der Cholera.

Das Müller-Schür'sche Closet beruht bekanntlich auf dem Princip der Trennung von Harn- und Kothmassen, welche letzteren mit einem Streupulver aus gebranntem Kalk, Holzkohlenpulver und Carbolsäure bedeckt werden. Im Berliner Arbeitshause wurden auch mit diesem Closet zahlreiche Versuche angestellt, welche das Resultat ergaben, dass, so lange es möglich war, das Personal zu aufmerksamer Behandlung anzuhalten, alles gut ging, dass dieses aber nicht lange der Fall war. Es ist dieser Umstand sehr bemerkenswerth, da leicht einzusehen ist, dass eine Ordnung, welche in einer öffentlichen Anstalt mit so strenger Disciplin, wie das Berliner Arbeitshaus, nicht durchzuführen ist, in einer grösseren Zahl von Privathäusern nicht erst angefangen werden kann.

Nach dem Gutachten der Berliner Commission kann es unmöglich gestattet werden, dass die Abfallröhren aus den verschiedenen Stockwerken, ohne gespült oder sonstwie gereinigt zu werden, in eine einzige Sammeltonne, die etwa im Keller steht, einmünden. Abgesehen von der grossen Calamität, welche bei einer solchen Einrichtung thatsächlich nicht ganz selten vorkommt, dass gelegentlich das Fass im Keller sich früher füllt, als man erwartet hatte, und endlich überläuft, — ist die zunehmende Verunreinigung der Abfallröhren ganz unvermeidlich; diese Röhren werden dann Herde der Verpestung für das Haus. Es muss daher von Anfang an gefordert werden, dass mit der Einführung eines Tonnensystems obligatorisch die Einrichtung von entsprechenden, mit Tonnen versehenen Abtritten in jeder Etage und in jeder Haushaltung vorgeschrieben wird. Ausserdem fordert Lefeldt, der die Abfuhr befürwortet, dass der Ventilation wegen stets von diesen Closets aus ein eigener gemauerter senkrechter Canal in die Höhe, oder ein blechernes Rohr in den nächsten Schornstein geführt und dieser, wenn nicht heizbar, mit Howarth' oder einem ähnlichen Schrauben-Ventilator an der Spitze versehen sein muss. —

Liernur's pneumatischem Systeme wird von sanitärem Standpunkte aus der Vorwurf des mangelhaften, ja unzulässigen Kothverschlusses der Abtrittstrichter geltend gemacht. Oberbaurath Koch und Prof. Reuleaux sind der Meinung, dass das System nicht leisten könne, was es verspreche. Es wurde auf dem Wege der Rechnung nachgewiesen, dass das durch die Luftpumpe bewirkte Vacuum für die Entleerung langer Rohrleitungen zu schwach sei, dass ferner das System verzweigter Röhren eine sichere Räumung aller Zweigröhren durch das Ansaugen des Sammelkastens ausschliesse, insofern die durch die Abtrittstrichter entströmende Luft sich stets die bequemsten, also die am wenigsten geschlossenen Zugänge suche und die stärker gefüllten vermeide.

Ueberdies sei die Einrichtung so complizirt und zu vielen Unterbrechungen ausgesetzt, als dass man sich für sie entscheiden könne. Auch financiell ist das Liernur'sche System sehr ungünstig. — Allerdings kann pneumatischer Koth besser bezahlt werden, als Tonnenkoth, weil er den Landwirthen frisch zugeführt wird. Es fragt sich aber, ob in der Nähe einer grösseren Stadt sich überhaupt Abnehmer für die ganze Menge der Excremente finden werden. — Die bisherigen Erfahrungen sprechen nicht dafür.

Nach Abendroth entsprechen die Auswurfstoffe von 100,000 Menschen einem Gesammtwerth von fast 1,4 Millionen Mark, nach zweimonatlicher Fäulniss aber kaum noch 0,3 Millionen, da mehr als die Hälfte des sämmtlichen Stickstoffes, also des werthvollen Bestandtheiles bei dieser Zersetzung als Stickstoff und Ammoniak verloren gehen.

Wenn der Landwirth in dem Städter nur den Düngerproducenten sieht, die Stadt nur als Poudrettefabrik schätzt und dem entsprechend fordert, die Excremente in Gruben zu sammeln und so lange aufzubewahren, bis sie im Frühjahr und Herbste dem Felde zugeführt werden können, so ist dieses wegen des bedeutenden Verlustes an Dungwerth durchaus unvortheilhaft; vom Standpunkte der öffentlichen Gesundheitspflege aber muss diese Forderung entschieden zurückgewiesen werden.

Uebrigens ist das Abfuhrsystem, welches in Paris im grössten Maassstabe ausgeführt ist, eine schwere Unbequemlichkeit der Einwohner.

Die Patent Eureka sanitary and manure company in Hyde bei Manchester fängt die Excremente in kleinen Kübeln auf, verdampft den Inhalt in Kesseln zu einem zähen Brei und verwandelt diesen durch Zusatz von Asche, Kohle oder Knochenmehl in einen festen Dünger. Die Anlagen übersteigen aber den theoretischen Werth des gewonnenen Düngers um fast 100 pCt.

Die wichtige Frage der Beseitigung der Abfuhrstoffe, besonders aus grossen Städten, beschäftigt heute eine sehr grosse Anzahl denkender Köpfe. Die Zahl der bis jetzt angewendeten Methoden ist bereits gross, viel grösser aber die Zahl der Vorschläge. Im Allgemeinen resultirt aus der geistigen Bewegung in dieser Frage, dass bisher alle Versuche und Methoden einen zuverlässigen Erfolg nicht gegeben haben, sondern dass sie alle eben noch Experimente sind. Nach Jahrzehnten erst werden wir ein klares Urtheil darüber haben, und vielleicht kann der Fall eintreten, dass dasselbe dann unsere heutigen, viel vertheidigten, viel angegriffenen Methoden der Städtereinigung vollkommen verwirft und unsere heutigen Anlagen sich als unnütz erweisen. Sicherlich empfiehlt sich für alle grossen Städte bei den Anlagen der einen oder anderen Methode die äusserste Vorsicht walten zu lassen und vor Allem nicht enragirten Vertheidigern und Interessenjägern Folge zu leisten, sondern um so vorsichtiger zu Werke zu gehen, je dringender dies oder jenes System vorgeschlagen wird. Hat sich die Abfuhr als ungenügend nach gewissen Richtungen hin erwiesen, so hat die Canalisation heute noch keine allgemein gültigen und allgemein zutreffenden verlässlichen Resultate geliefert, da ja gerade die Resultate der Letzteren an Orten gewonnen wurden, die vorherrschend durch die Nähe der See oder durch bedeutendes Gefälle der Wasserläufe in ihrer Nähe an und für sich günstige Verhältnisse bieten. Merkwürdig genug ist es, dass der unpartheiische Beobachter dieser ganzen Streitfrage, die ja brennend genug vor uns steht, drängend an uns herantritt, lebhaft diskutirt wird, finden muss, dass über die Heftigkeit der Diskusion die ruhige Bedachtnahme auf alle mitredenden Punkte effectiv gewaltig leidet.

Um nur eins anzuführen, bemerken wir, dass die Vertheidiger des Rieselfeldsystems die abnehmende Durchlässigkeit des Filterbodens, die ganz sicher vorauszusagende Anhäufung eines inficirten Grundes, leicht übergehen und auf diese Frage, die von jedem Menschen, der chemische Auffassung hat, durchaus als wichtig betrachtet werden muss, — gemeiniglich nur sehr oberflächlich und sehr optimistisch sich auslassen. — Die Gegnerschaft dagegen vergisst, dass es sich nicht blos um Excremente handelt, sondern auch, und, wie wieder von einer andern Seite scharf hervorgehoben worden ist, besonders auch um Abfallwässer und Abfälle aus Küche und Wirthschaft. — So stehen wir in der That noch vor einem Chaos dissonirender Meinungen!

Voraussichtlich wird viel Geld unnütz, d. h. für die Durchführung dieses oder jenes Vorschlages ausgegeben werden, das andrerseits wieder durch die Belehrung, die der Fehlschlag bietet, enormen Nutzen zu stiften geeignet ist!

Scott's Sewage Company hat über die Frage, wie Auswurfstoffe aus grösseren Städten am zweckmässigsten zu entfernen sind, zwei sehr lesenswerthe Brochüren veröffentlicht und in denselben die bisher angewandten Methoden einer vergleichenden Kritik unterworfen und schliesslich positive Vorschläge gemacht, die dem angestrebten Ziel wenigstens sehr nahe kommen. — Wir wollen deshalb auf den Inhalt etwas genauer eingehen.

Der erste Theil der vorbenannten Brochüre behandelt das Canalisationssystem (richtiger Wassertransportsystem) verbunden mit dem Scott'schen Kalk- und Cementprocess. Die aus den Water-Closets etc. durch Canäle aus der Stadt geführten Auswurfstoffe gelangen nicht direkt auf die Rieselfelder, sondern es werden noch vor denselben alle suspendirten, sich leicht zersetzenden organischen Stoffe durch Kalk und Thon niedergeschlagen, so dass die Flüssigkeit desodorisirt, aber noch werthvolle Düngstoffe in Lösung haltend, auf die Felder gelangt, hier durch Erde filtrirt und danach unbedenklich in die Flussläufe gelassen werden kann. Das sich absetzende Gemenge von Kalk und Thon, welches noch eine gewisse Menge organischer Stoffe einschliesst, wird getrocknet und zu Cement gebrannt, der an Güte dem Portland-Cement gleichkommt.

Bei der Begründung dieses Processes ist der Grundsatz an die Spitze gestellt, dass bei der ganzen Canalisationsfrage erst die Gesundheit und dann erst der etwaige Gewinn in Betracht komme. Letzterer scheint aber nach englischen Autoritäten in der That nicht bedeutend zu sein, so sagt z. B. Dr. Letheby, dass er keinen Ort kenne, wo bei der Canalisation alle nothwendigen Ausgaben durch den Gewinn gedeckt würden und dass viele eine falsche Meinung über denselben hätten. — Wird aber die blosse einfache Berieselung, d. h. ohne vorherige Desinfection der Schwämmasse in Anbetracht der Gesundheitsfrage genügen? — Scott glaubt kaum, da wohl die Erdfiltration von schädlichen Stoffen befreien könne, dafür aber in der nächsten Umgebung der nächsten Rieselfelder sowohl die Atmosphäre als auch die Brunnen vergiftet würden, so dass typhusartige Krankheiten die Folge wären. Auch läge die Gefahr nahe, dass Entozoeneier von Menschen und Thieren durch einfache Berieselung nicht zerstört würden.

Nun stimmen viele ausgezeichnete Chemiker, Ingenieure und Landwirthe darin überein, dass es die erste Aufgabe sei, das Canalisationswasser zu klären und zwar durch Ausfällung der suspendirten Theile, da in letzteren nur eine geringe Menge der werthvollen stickstoffhaltigen Substanzen enthalten ist.

Folgende Tabelle nach Dr. Letheby giebt über das Verhältniss der im Canalisationswasser gelösten und suspendirten Theile Aufschluss und zwar ist sie pro Tag und pro 1000 Personen einer Stadtbevölkerung berechnet.

Hauptbestandtheile in 170450 Litern.	Von Auswurfstoffen. Kilogramm.	Von anderem Abfall. Kilogramm.	Summa Kilogramm.
Lösliche Theile . . .	35,7	75,6	111,3
Organische Theile . .	27,3	2,8	29,1
Stickstoff	7,5	3,4	10,9
Mineralische Theile . .	8,4	72,9	81,3
Phosphorsäure . . .	1,1	0,6	1,7
Kali	1,2	1,1	2,3
Suspendirte Theile . .	15,5	60,7	76,2
Organische Theile . .	13,2	19,0	32,2
Stickstoff	0,9	0,7	1,6
Mineralische Theile . .	2,2	41,8	44,0
Phosphorsäure . . .	0,8	1,0	1,8
Kali	0,3	—	0,3

Man sieht also aus dieser Tabelle, dass durch Ausfällung der suspendirten Theile, welche durch ihre leichte Zersetzung üblen Geruch und Schädigung der Gesundheit hervorbringen können, der Landwirthschaft selbst nur wenig verloren geht, da die meisten werthvollen Stickstoffverbindungen im Canalisationswasser gelöst auf die Rieselfelder gelangen. Ja wenn man, wie es hier und da geschehen, die suspendirten Theile in tieferen Gruben (Sümpfen, tanks) absetzen lässt, so beträgt der theoretische Dungwerth dieses Niederschlages in England nicht über 2 £ per Tonne. Da nun dem Landwirth bei den concentrirteren Dungstoffen, z. B. Guano und Superphosphaten, Transport und Ausstreuung weit weniger kostet, so ist die Nachfrage nach jenem sich absetzenden Canalisationsdung gering.

Um den Niederschlag der suspendirten Theile zu bewirken, sind in England hauptsächlich 4 Processe in Anwendung:

1. der Kalkprocess;
2. der sog. A. B. C.-Process, in dem gebrannter Ton, gewöhnlicher Ton und Alaun die wirksame Rolle spielen;
3. der Thonerdephosphatprocess;
4. der Thonerdesalpeterprocess (Bird'sche Process).

Von diesen Verfahren ist der Kalkprocess der billigste und macht es daher möglich, dass das Fällungsmittel im Ueberschuss angewendet werden kann, so dass man der Ausfällung aller suspendirten Theile sicher ist. Das Scott'sche Verfahren nun bedient sich einfach dieses Processes mit Kalk, fügt aber demselben in origineller Weise den zu einer guten Cement-Masse auch nöthigen Thon hinzu, der ja an sich schon Flüssigkeiten entfärbt und desodorisirt. Scott fällt also somit die suspendirten Theile durch Kalk und Thon aus, erhält dadurch ein geeignetes Cementmaterial, das — ein weiterer Vorzug des Scott'schen Verfahrens — organische Theile niedergerissen hat, welche später beim Brennen des Cements einen Theil der nöthigen Wärme abgeben. Der Niederschlag wird von Zeit zu Zeit aus den Sümpfen geschaufelt und an der Luft getrocknet, ohne dass sich dabei ein übler Geruch entwickelt. Die getrocknete Masse kann dann in jedem Cementofen zu einem hydraulischen Cement gebrannt werden, der wegen der feinen Vertheilung der ursprünglichen Bestandtheile von vorzüglicher Qualität ist. Der Geruch auf den Ealing-Works, die Cement nach Scott'schem Verfahren fabriciren, ist so so wenig beleidigend, dass er dem vom frisch gebackenen Brod ähnlich ist. Andererseits werden aber durch das Brennen — und dies ist nicht hoch genug anzuschlagen — alle etwaigen Krankheitskeime völlig zerstört.

Die Kosten dieses Verfahrens werden nicht nur völlig gedeckt, sondern es bleibt noch ein nicht unbedeutender Gewinn zu verzeichnen.

Schliesslich sucht Scott noch die etwa erhobenen Einwände gegen sein System zu widerlegen. Er bemerkt denen, die da meinen, eine solche Masse Cement sei nicht verwendbar, dass der hydraulische Cement von Jahr zu Jahr mehr bei Bauten verwendet werde, während zu gleicher Zeit der Verbrauch von reinem Kalk-Cement abnehme.

Er verweist diejenigen, deren ästhetisches Gefühl sich durch die Anwendung des Scott'schen Cements verletzt glaubt, darauf, dass durch Verbrennen alle organischen Körper in unschädliche Gase aufgelöst würden, die sofort in die Atmosphäre entweichen, und dass ferner empfindliche Gemüther sich bei Betrachtung der Pflanzenernährung mit weit grösserem Rechte unangenehm berührt fühlen müssten.

Der Scott'sche Process kann bei jedem Canalisationssystem angewendet werden und entzieht den Gegnern dieses, im Princip vielleicht richtigen Systems den Haupteinwurf, dass durch die Berieselung die Gesundheit der nächst wohnenden Menschen gefährdet werde.

Die Zahl der Autoritäten, welche sich günstig über den Scott'schen Process aussprechen, ist nicht gering, doch wollen wir hier nur die eigenen Worte des Dr. Frankland, gesprochen vor der Flussreinigungs-Commission, anführen: „Einer der Vortheile des Systems des Generals Scott besteht darin, dass der reichliche Zusatz von Kalk und Thon und zwar in einem für die Bildung von Cement nöthigen Verhältniss desodorisirend wirkt. Ich bin nicht geneigt, die Lehre zu unterschreiben, dass das ausfliessende Wasser ohne vorhergehende Reinigung in einen Fluss gelassen werde, aber General Scott's System erfüllt den ersten Theil der Reinigung in sehr befriedigender Weise und setzt uns in den Stand, sei es durch Filtration oder sonst wie, den zweiten Theil des Processes auf einer weit kleineren Fläche des Landes zu vollenden.“ —

Der zweite Theil der Brochüre behandelt die Auffangsysteme und die Darstellung concentrirter Dünger aus den Auswurfstoffen.

Da in kleinen Städten Water-Closets und Canalisation nicht verwendbar sind, so bespricht Scott auch die verschiedenen Trocken-Closets, die mit Anwendung von Erde, Kohle u. s. w. desinficirt werden. Er ist der Ansicht, dass Düngerstätten, welche die Filtration der Flüssigkeiten in den Boden gestatten, durchaus verwerflich sind, dass aber auch wasserdichte die Luft mehr oder weniger, durch Zersetzung der Faeces, vergiften und daher letztere häufig entfernt werden müssten. An dieser Stelle bespricht er auch die verschiedenen Methoden der Abfuhr. Er erwähnt z. B. die „fosses permanentes“ der Franzosen, welche mit Hülfe von Luftdruck entleert werden, indem man luftleer gepumpte Fässer anwendet; er erwähnt auch das Lienur'sche System, die Excremente von jedem Hause einer Strasse durch eiserne Röhren in ein Central-Reservoir zu saugen, das unter der Strasse liegt und aus dem mittelst einer Dampfmaschine die Luft gepumpt wird.

Scott stellt dann als Hauptresultat seiner Untersuchungen mit Rücksicht auf die Gesundheitsfrage und den grösstmöglichsten Gewinn den Satz auf, dass bei Trocken-Closets Vorkehrungen getroffen werden müssen, die Flüssigkeiten von den festen Stoffen zu trennen, da durch erstere ein schneller Fäulnissprocess eingeleitet werde. Nach der Trennung könnten sowohl aus den Faeces, als auch aus dem Urin concentrirte Dünger dargestellt werden.

Der Chemie des Urins widmet Scott ein ganzes Capitel.

Die für die Landwirthschaft werthvollen Stoffe sind im Urin in folgender Menge enthalten:

Stickstoff	0,68 pCt.
Phosphorsäure . . .	0,21 pCt.
Kali	0,20 pCt.

Frischer Urin hat eine saure Reaction, doch bald macht sich ein unangenehmer Geruch bemerkbar, der Urin wird alkalisch und es stellt sich eine Trübung ein durch den Niederschlag von phosphorsaurer Ammoniak-Magnesia und phosphorsaurem Kalk. In diesem Vorgang haben wir einen Schlüssel zu der rationellen Gewinnung von zweien der drei hauptsächlich werthvollen Stoffe des Urins. Die phosphorsaure Magnesia existirt nicht in hinreichender Menge im Urin, um alles Ammoniak zu binden, welches sich aus dem Harnstoff erzeugt und die alkalischen Erden sind nur hinreichend, um einen Theil der Phosphorsäure unlöslich zu machen. Es ist daher nöthig, eine hinreichende Menge Phosphorsäure und alkalischer Erden zuzusetzen, um nicht nur das Ammoniak zu extrahiren, sondern auch die Phosphorsäure, welche noch ausserdem in löslichen Verbindungen im Urin existirt. Scott macht nun den Vorschlag, da ein direkter Zusatz von löslichen Magnesiasalzen und löslichen phosphorsauren Salzen zu kostspielig wäre, sogleich die fein vertheilte phosphorsaure Magnesia zuzusetzen, die zwar unlöslich ist, aber längere Zeit suspendirt bleibt und alles freiwerdende Ammoniak bindet. Da dieser Niederschlag sich im alkalischen Urin bildet, so macht man letzteren durch Zusatz von Kalk alkalisch, welcher letztere ausserdem sich mit der Phosphorsäure der im Urin gelösten phosphorsauren Salze verbindet. Statt phosphorsaure Magnesia und Kalk direkt dem Urin zuzusetzen, kann man letzteren auch von unten nach oben durch Filter fliessen lassen, welche aus kleinen Stücken von Kalk resp. phosphorsaurer Magnesia gebildet sind. Ist letztere mit Ammoniak gesättigt, so kann man aus dem entstandenen

Produkt der phosphorsauren Ammoniak-Magnesia das Ammoniak abdestilliren und die restirende phosphorsaure Magnesia auf's Neue und überhaupt mehreremale zur Extraction von Ammoniak benützen. —

Aus dem Urin direkt durch Destillation Ammoniak zu gewinnen, scheint im Vergleich zu dem eben geschilderten Verfahren nicht rationell zu sein, da die Erfahrung beweist, dass bei Flüssigkeiten unter 1 pCt. Gehalt die Kosten der Destillation nicht gedeckt werden.

Auch im Grossen will Scott nach den soeben ausgeführten Methoden verfahren. Er schlägt Systeme vor, in denen die Flüssigkeiten von den festen Excrementen sofort abfliessen, und während die letzteren mit solchen Stoffen desinficirt werden, die nahezu denselben Marktwerth haben, wie sie selbst, muss die Flüssigkeit grosse Filter von Kalk und phosphorsaurer Magnesia passiren, um die werthvollen Stoffe abzugeben und sodann direkt in die Abzugskanäle gelassen zu werden.

Während Scott, wie wir hier gesehen haben, die im Canalisationswasser suspendirten und theilweise auch die darin gelösten Theile niederschlägt und auf originelle Weise zu Cement verarbeitet, haben andere daran gedacht, deren Niederschlag durch Trocknen in ein staubförmiges Pulver zu verwandeln, das von dem Landwirth in dieser Form als Dünger gern gekauft wird. Aber das Trocknen einer solchen Substanz nach gewöhnlicher Methode ist ausserordentlich schwierig zu bewerkstelligen und deshalb mag der patentirten Trockenmaschine von Milburn & Co., welche dies in einfacher und rentabler Weise ausführt, an dieser Stelle eine kurze Beschreibung gewidmet sein.

Die Milburn Trockenmaschine, von der (Fig. 1) die äussere Ansicht, (Fig. 2) den Längsdurchschnitt darstellt, besteht zuerst aus einem Boden von Eisenplatten, welche durch ein Feuer erhitzt werden. Dasselbe ist an dem vorderen oder „nassen" Ende angebracht, so genannt, weil hier die Eisenplatten durch einen Rumpf mit den in schlammartigem Zustand sich befindenden Auswurfstoffen beschickt werden. Der Zug ist so eingerichtet, dass die heissen Gase zunächst unter dem Boden der Eisenplatten hinstreichen, sodann aber am hinteren Ende derselben (dem sog. trockenen Ende, weil hier der Dünger getrocknet ankommt und in einen Behälter hinabfällt) nach oben umbiegen, direkt über die Eisenplatten und der zu trocknenden Substanz nach dem vorderen Ende zurückkehren und hier in den Schornstein entweichen, indem sie eine Menge Feuchtigkeit mit sich

Fig. 1.

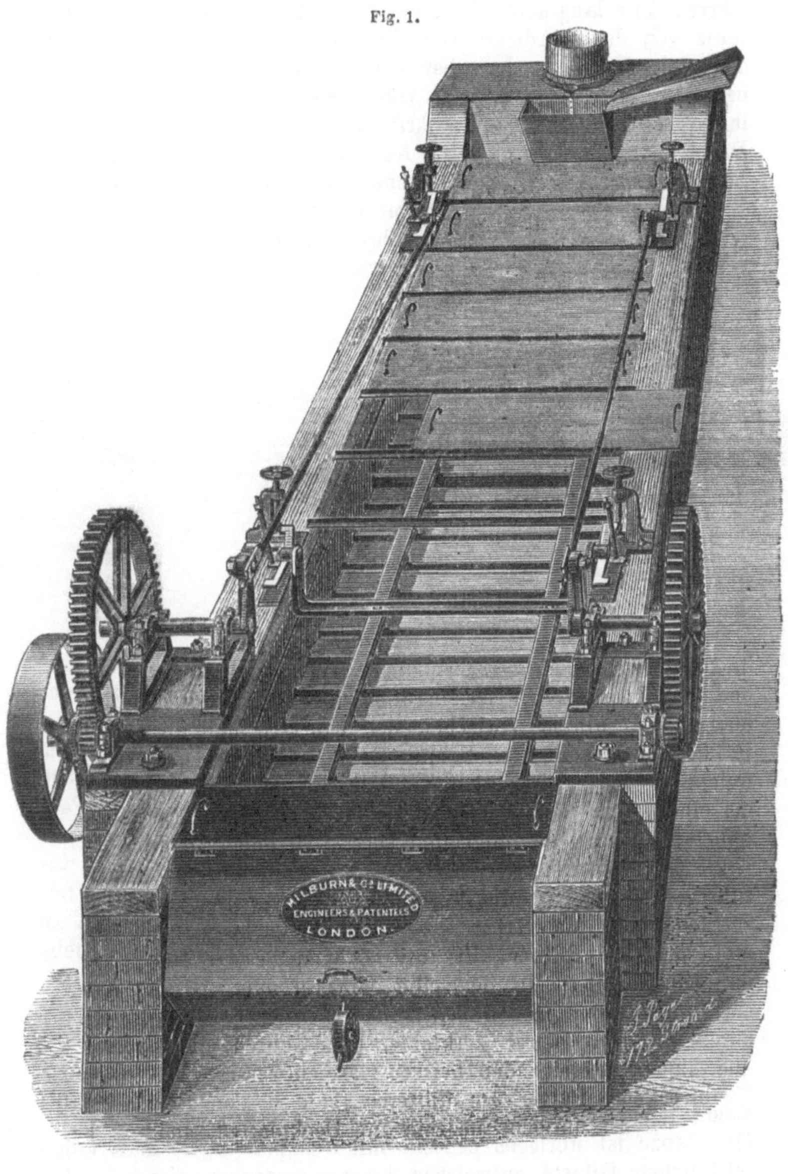

führen. Zur langsamen Fortbewegung der zu trocknenden Substanz von dem vorderen nach dem hinteren Ende der Maschine dient ein Rahmen, der über den Eisenplatten angebracht und nahezu ebenso lang ist. Er trägt eiserne Querleisten, die an ihrem unteren Ende zugeschärft sind und als Kratzer dienen. Der Rahmen hat durch eine Kurbel eine hin und her gehende Bewegung, doch so, dass während des Hinganges durch die eingreifenden Kratzer die zu trocknende Masse um ein klein wenig nach hinten geschoben wird, während beim Rückgang durch die Hebung des Rahmens die Kratzer nicht eingreifen, sondern

Fig. 2.

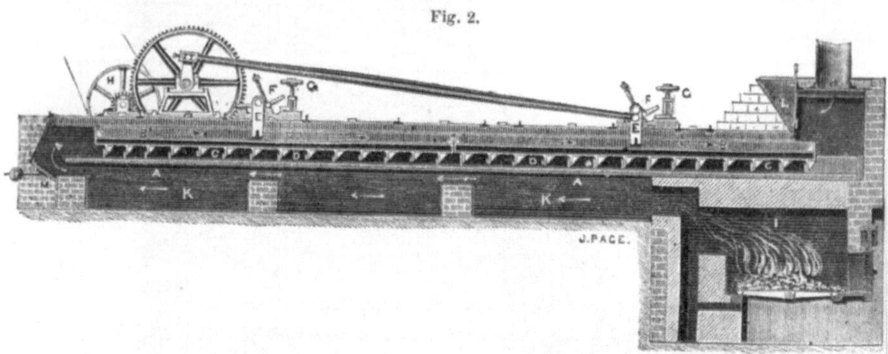

dicht über der Masse fortgehen. Die Hebung des Rahmens findet übrigens durch Frictionsrollen statt und ist durch Schrauben leicht zu reguliren. Zwischen den Kratzern und an demselben Rahmen befestigt ist noch eine Reihe von eisernen Querstäben, welche als Pulverisirer dienen. Während das erste vordere Paar derselben sich der Eisenplatte nur auf etwa 40 Millimeter nähert, kommen die folgenden successive näher heran, bis das letzte Paar am Ausfall oder trockenen Ende fast die Platte berührt. Uebrigens ist die Form dieser Pulverisirer nach dem zu zerkleinernden Material verschieden, und es lassen sich manchmal rotirende Rührer, die mit Zähnen besetzt sind, zweckmässig anwenden. In demselben Maasse nun, als die Kratzer auf dem eisernen Boden den Dünger fortschieben, wird derselbe durch die Pulverisirer zerkleinert und durch die unter oder über ihm hinstreichenden heissen Gase entwässert, so dass er als staubtrockenes Pulver am hinteren Ende in den Behälter fällt. Das Ganze ist übrigens bedeckt mit Deckplatten, so dass keine schädlichen Dünste entweichen können, sondern direct in den

Schornstein geführt werden, wo die Feuergase sie zerstören oder doch unschädlich machen. — Es lässt sich nicht leugnen, dass die Milburn Trocken-Maschine einfach und rationell genug erscheint, um auch hier Beachtung zu verdienen, wie sie denn auch wirklich in Berlin von der Phosphate Sewage Company, allerdings in Verbindung mit dem Abfuhrsystem, angewandt wird. In England ist sie beispielsweise in Whitley, bei Coventry zur Verwerthung des städtischen Canalisationswassers im Gebrauch. Letzteres lässt man nach theilweiser Desinfection durch eine chemische Lösung, und nach weiterem Zusatz von Kalkmilch in 4 zum Absatz des Niederschlages geeignete Teiche fliessen, von denen jeder etwa 6000 Hectoliter Flüssigkeit fassen kann. Der Niederschlag wird dann durch Elevatoren in Behälter gehoben, aus denen er durch seine Schwere allein direkt auf die Milburn-Trocken-Maschine gelangt. Eine Maschine mittlerer Grösse vermag aus einem solchen nassen Canalisations-Niederschlage (sludge) etwa 3 bis $3^1/_2$ Tons getrockneten Dünger in 24 Stunden zu liefern, verbraucht 1 Ton Kohle und erfordert zum Betrieb nur wenig Arbeit. Ausser dem „Sludge" hat man es auch vortheilhaft gefunden, die mit Urin gemischten Excremente direkt einzudampfen. Es liefern 4 bis 5 Tons der nassen Substanz 1 Ton trockenen Düngers; es ist auch nicht zu befürchten, dass der Dünger bei der geschilderten Art des Erhitzens viel Ammoniak verloren habe; letzteres ist bekanntlich frei in den frischen Excrementen nicht vorhanden, sondern bildet sich erst allmälig durch Zersetzung der stickstoffhaltigen Substanzen. Solche Auswurfstoffe, die länger lagerten, könnten vor dem Trocknen zur Vermeidung von Ammoniakverlust zweckmässig mit Schwefelsäure oder Gyps versetzt werden.

Von den beiden Abbildungen der Milburn-Trocken-Maschine bildet, wie schon erwähnt, Fig. 1 die äussere Ansicht mit theilweise entfernten Deckplatten, während Fig. 2 einen Längsschnitt darstellt, und zwar bedeuten: *AA* die Bodenplatten, *BB* die Rahmen, *CC* die Kratzer, *DD* die Pulverisirer, *EE* seitliche Leisten mit Frictionsrollen, die über und unter *FF* laufen, GG Schrauben zur Regulirung der Rahmenhebung, *H* das Treibrad, *I* die Feuerung mit dem Zuge *K*, der zuerst unter, dann über den Platten zum Schornstein führt und hier durch Pfeile bezeichnet ist, *L* den Rumpf zum Beschicken, *M* den Ausfall für den trockenen Dünger.

Die Behandlung der Auswurfstoffe in der Stadt Coventry, welche seit einigen Jahren in regelmässigem Gange ist und täglich ca. 9 Millionen Liter Flüssigkeit beträgt, ist folgende: Die flüssigen Auswurfstoffe etc. gehen zuerst durch eine Vorrichtung, in welcher ihnen die wenigen festen Bestandtheile entzogen werden, und werden dann unter fortwährendem Umrühren durch Dampf erhitzt und chemisch behandelt. Der Zusatz besteht aus einer bestimmten Art gemahlenen Schiefersteines, welcher aus nahe liegenden Kohlengruben gefördert und in kleineren Gefässen mit Schwefelsäure behandelt wird. Circa 60 Centner werden täglich davon gebraucht, später wird Kalkmilch zugesetzt. Sodann geht die so behandelte Flüssigkeit in Reservoirs, um daselbst ihren Niederschlag abzusetzen. Nur klares Wasser fliesst darauf ab. Die Anlage functionirt ohne jeden Geruch. Die von Milburn & Co. zu Coventry aufgestellte Maschine zur Trennung der solideren, festeren Körper von den aufgepumpten Canalwässern besteht im Allgemeinen in einer grossen Trommel, Fig. 3, die sehr langsam in einem Troggehäuse sich dreht. Der Trog ist ein eisernes Gestell mit Holzbekleidung und Holzwandungen. Durch diesen Trog fliesst das aufgepumpte Canalwasser, eingeführt durch ein geeignetes Zuflussrohr, abgeführt durch ein Ablassrohr. Die Trommel hat 10 Fuss engl. im Durchmesser und 4 Fuss engl. Mantelbreite. Der Radkranz ist einseitig auf der Hauptwelle angebracht, welche sodann eine Nabe enthält, von welcher Armstreben schräg zur Mantelfläche hinaufgehen und den Mantelcylinder etwa in der Mitte absteifen, so dass ein zweiter Kranz auf der anderen Seite erspart wird. Diese Trommel ist in 12 einzelne Abtheilungen getheilt, die jedoch nur flach unter der Mantelfläche hinabreichen, jede unterstützt von den bereits angegebenen schrägen Armen. In jeder Abtheilung ist ein Gitter befestigt (grating) und über das Gitter ist ein Netz mit Maschen von $^1/_4$ Zoll engl. überzogen und dieses endlich bedeckt mit Flanell oder Canvas (Wire Cloth). Alle diese mehr oder minder siebartige Flächen sind mit Metallstreifen und Schrauben auf dem Mantel der Trommel befestigt. Die Trommelwelle enthält (Fig. 4) auf der einen Seite eine Nabe, bestehend in einem hohlen Gusskörper von dargestelltem Querschnitt nebst der Nabe für die schrägen Stützarme, sowie Auslässen etc. Neben der Trommel ist eine Pumpe placirt, welche mit der Buchse zusammenhängt durch Flantschenverbindung.

Die benannten schrägen Stützstreben sind nun Rohre, welche je eine Kammer des Mantels mit der Buchse (Fig. 4 und 5) verbinden.

Additional material from *Die Desinfectionsmittel,*
ISBN 978-3-662-32444-8, is available at http://extras.springer.com

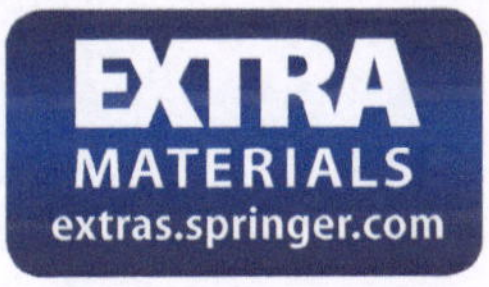

Wenn die Trommel mit 30 Umgängen per Stunde sich dreht, so stellt die Pumpe ein continuirliches Vacuum in jeder Abtheilung her. Dadurch wird die Flüssigkeit des Troges durch die porösen Mantelflächen hindurchgetrieben und tritt sodann durch die schrägen Rohre in die Buchse (Valve Box), von wo sie durch die Pumpe fortgezogen wird. Wenn jede Abtheilung über die Oberfläche des Canalwassers im Troge sich erhebt, enthält sie auf ihrer Mantelfläche eine gewisse Menge fester Stoffe, welche durch ein Messer (scraper) von derselben abgetrennt werden, so dass sie gereinigt in die Flüssigkeit wieder

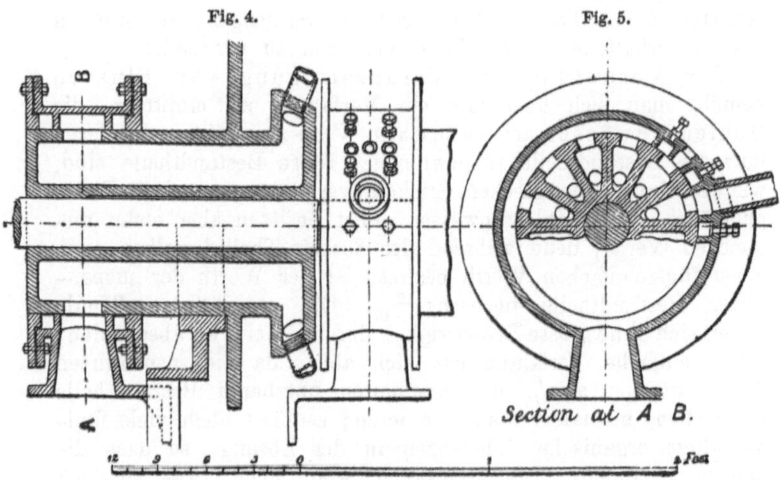

eintaucht. Die abgenommene Substanz wird durch einen Mechanismus der früher beschriebenen Trockenmaschine zugeführt. Wenn die Mantelfläche am Schrapmesser vorbeigleitet, wird durch besondere Einrichtung das Vacuum der betreffenden Abtheilung aufgehoben und ein leichter Druck spannt die Fläche nach oben gegen den Scraper an. Diese Einrichtung ist in Fig. 5 dargestellt und besteht im Wesentlichen in kleinen Schiebern, welche eintreten und die Oberfläche der Trommel gegen den übrigen Raum des Vacuum abdichten, dagegen die betreffende Abtheilung mit einem Luftrohr in Verbindung setzen, welches mit dem Luftkessel der Pumpe im Connex steht. Bevor noch diese Luftpressung beginnt, kann die Luft der Atmosphäre bereits eintreten zwischen der ersten und zweiten

Abdichtung, ebenso wie die gepresste Luft wieder abgeht zwischen der dritten und vierten Abdichtung. (Fig. 5.) — Mit dieser Maschine werden stündlich ca. $^1/_2$ Tons engl. fester Substanz aus den Abfuhrwässern extrahirt, die sodann auf der bereits auf Seite 65 u. 66 abgebildeten Trockenmaschine getrocknet werden.

Nach dem englischen Patente von J. Robey wird der Niederschlag, der sich auf Zusatz von Thon in Cloakwässern bildet, getrocknet, verkohlt und zum Filtriren der Abflusswässer anstatt Thierkohle benutzt. Ein anderer Vorschlag der Specification geht dahin, den in der Darstellung von Blutlaugensalz sich ergebenden kohligen Rückstand mit Thon (2 Theile des letzteren auf 1 Theil des ersteren) zu vermengen, zu brennen und die erhaltene poröse Masse wie oben zu verwenden.

Zur Verhütung der Verunreinigung von Flüssen bemüht man sich überhaupt ein Verfahren zu ermitteln, die Schleusenwässer auf chemischem Wege zu reinigen und deren nutzbare Bestandtheile zu gewinnen. Diese Bestandtheile sind, wie wir schon vorher gesehen, Stickstoffverbindungen und die Phosphorsäure. Die Schleusenwässer selbst besitzen aber einen ungleichen Werth; denn während der flüssige Theil derselben etwa einen fünfzehnfachen Werth besitzt, ist der Werth der suspendirten Bestandtheile höchsens $^2/_{15}$. Die suspendirten Theile lassen sich ohne grosse Schwierigkeit durch Filtriren abscheiden; dieses einfache Verfahren hat sich aber, da die suspendirten Theile weniger als $^1/_7$ der gesammten nutzbaren Bestandtheile ausmachen, niemals rentabel erwiesen; es lässt auch viele fäulnissfähige organische Substanzen in der Lösung, so dass die danach behandelten Schleusenwässer, wenn auch etwas, so doch nur wenig an ihrer schädlichen Beschaffenheit verlieren. Man hat daher andererseits vielmehr auf die gelösten Bestandtheile zu wirken gesucht, theils indem man sie in festere Form zur Verwendung als Dünger ausfällte, theils indem man sie durch Desinfectionsmittel unschädlich zu machen suchte. Diese Versuche sind zwar nicht vollständig ohne Erfolg geblieben, doch ist es nicht gelungen, Schleusenwässer von durchschnittlicher Beschaffenheit so weit zu reinigen, dass es ohne Nachtheil in fliessendes Wasser abgelassen werden kann.

Die Reinigung der Schleusenwässer mit Kalk hat überall entschiedene Misserfolge ergeben, in Bezug sowohl auf die Fabrikation von Dünger, wie auf die Reinigung der Schleusenwässer, die so ungenügend erfolgt, dass die Zulassung der behandelten Wässer in Flüsse durchaus unstatthaft erscheint. Das Verfahren besteht einfach darin, dass die Schleusenwässer mit Kalkmilch in gewissem Verhältnisse gemischt und die Mischung auf ihrem Wege zu grossen Absatzbehältern durch geeignete Maschinen kräftig umgerührt wird. In den Behältern bildet sich ein reichlicher Absatz sehr fäulnissfähigen Schlammes, während die Flüssigkeit in verhältnissmässig klarem, wenn auch etwas milchigem Zustande abfliesst. Der Boden der Absatzbehälter ist von zwei gegenüberliegenden Seiten aus nach der Mitte geneigt; von einer hier befindlichen Rinne aus wird der Schlamm durch ein Eimerwerk nach Gruben geführt, wo er theils durch Verdunstung, theils durch Einsaugung des Bodens trocknet.

Forbes und Price versetzten die Cloakenmasse während des Einlaufens in grosse Reservoire erst mit phosphorsaurer Thonerde und nachher mit Kalkmilch. Der Kalk dient zum Niederschlagen überschüssiger Phosphorsäure. Nach dem Absetzen der Mischung wird das überstehende Wasser vollkommen klar und geruchlos gefunden; allein es enthält soviel Ammoniak, wie gewöhnliche verdünnte Cloakenmasse; doch ist es frei von Salpeter- und Salpetrigsäure, Schwefelwasserstoff und Phosphorsäure. Der Bodensatz in den Bassins ist auch ganz geruchlos und bleibt so, selbst nach längerem Stehenlassen an der Luft. Der Vortheil dieses Verfahrens besteht also in der Zerstörung der üblen Gerüche; sonst sind hier dieselben wie bei den meisten andren Niederschlagungsmethoden; der resultirende Dünger entbehrt des werthvollen Ammoniaks und die Abzugswässer sind zu schlecht, um in einen reinen Fluss geleitet werden zu können. —

Der sogenannte ABC-Process besteht nach Beschreibung der Patentträger W. C. und B. G. Sillar und W. G. Wigner in folgendem: Dem Schleusenwasser wird eine Mischung folgender Bestandtheile zugesetzt: Alaun, Blut, Thon, Magnesia, oder eine Verbindung derselben, vorzugsweise mit Kohlensäure oder Schwefelsäure, mangansaures Kali oder eine andere Manganverbindung, gebrannter Thon, Kochsalz, Knochenkohle, Holzkohle, und dolomitischer (kohlensaurer magnesiahaltiger) Kalkstein. Von diesen Substanzen können die Manganverbindung, der gebrannte Thon, das Kochsalz und der dolomitische Kalkstein weggelassen werden und es ist nicht wesentlich, dass gleichzeitig Knochen- und Holzkohle angewendet wird. Die Verhältnisse der einzelnen Bestandtheile hängen von der Beschaffenheit der zu reinigenden Schleussenwässer ab; im Allgemeinen haben folgende gut entsprochen:

Alaun	600 Theile	Gebrannter Thon . .	25	Theile
Blut	1 „	Kochsalz	10	„
Thon	1900 „	Knochenkohle	15	„
Magnesia . . .	5 „	Holzkohle	20	„
Mangansaures Kali	10 „	Dolomitischer Kalkstein	2	„

Das Gemisch wird dem Schleusenwasser so lange zugesetzt, bis ein weiterer Zusatz keinen Niederschlag mehr bewirkt; für 4500 Liter Schleusenwasser sind etwa 2 Kl. nöthig. Nach gründlicher Mischung lässt man die Wasser in Absetzbehälter fliessen, wo sich dann die verunreinigenden Bestandtheile derselben rasch in Form von grossen Flocken abscheiden und zu Boden setzen, während die Flüssigkeit ganz oder fast ganz klar und geruchlos wird. Der Absatz vermag eine weitere Menge Schleusenwasser zu fällen und kann für diesen Zweck 5 oder 6 mal benutzt werden. Zuletzt lässt man ihn trocknen; wenn er theilweise trocken ist, setzt man ihm etwas Säure, am besten Schwefelsäure zu, um alles Ammoniak in löslicher Form zurückzuhalten.

Trotz des Verlustes an stickstoffhaltigen Bestandtheilen giebt dieses Verfahren einen festen Dünger von weit grösserem Werthe als die Behandlung mit Kalk, hauptsächlich, weil der letzteren infolge der alkalischen Beschaffenheit der Masse das Ammoniak verloren geht. Nach Ausweis der Analysen ist der nach Sillar's Methode erhaltene Dünger bedeutend reicher als der durch Kalk erhaltene, nicht nur an Ammoniak, sondern auch an anderen Stickstoffverbindungen, sowie an Phosphorsäure. Freilich wird in denselben auch Phosphorsäure in nicht näher bekannter Menge durch die Knochenkohle eingeführt. Die Resultate der Versuche mit dem Kalkverfahren und Sillar's Methode werden dahin zusammengefasst, dass

1. beide in fast gleicher Weise die in Schleusenwässern suspendirten Stoffe zum grossen Theil entfernen,
2. dass Sillar's Verfahren die im Wasser gelösten festen Bestandtheile vermehrt, den Gehalt an fäulnissfähigen organischen Substanzen aber verringert.
   Das Kalkverfahren verringert den Gehalt an gelösten festen Bestandtheilen ebenso wie an fäulnissfähigen organischen Theilen; die Verminderung der letzteren ist in beiden Fällen etwa die gleiche, d. h. sie beträgt etwas über die Hälfte.
3. Beide Verfahren genügen nicht, um Schleusenwasser so

weit zu reinigen, dass es in laufendes Wasser abgelassen werden könnte.

4. Für die Fabrikation von festem Dünger aus Schleusenwasser ist Sillar's Verfahren weit besser geeignet als das Kalkverfahren, obgleich damit auch nur ein Theil der gesammten verwerthbaren Bestandtheile gewonnen wird. —

In Northampton werden die Schleusenwässer mit Kalk- und Eisenchlorid behandelt. Auf je $4\frac{1}{2}$ Million Liter dieser Wässer werden zuerst 435,5 Liter Kalk und dann etwa 30 Liter Eisenchlorürchlorid, bei heisser Witterung mehr, bei kalter weniger, zugeführt. Die gereinigten Wässer werden dann einer aufsteigenden Filtration durch eine 25 Centimeter dicke Schicht von geröstetem Eisenerz unterworfen; abgesehen von der dadurch bewirkten Abscheidung der suspendirten Theile, die auch durch Absetzen erreicht werden könnte, dürfte aber diese letzte Operation so gut wie nutzlos sein. Die abfliessenden Wässer gelangen durch eine etwa 2 Kilometer lange Abflussschleuse, in der sie mit etwa $\frac{1}{6}$ ihres Volumens Quellwasser vermischt werden, in fast klarem und anscheinend unschädlichem Zustande in den Fluss. Etwa 1 Kilometer unterhalb des Einmündepunktes konnte keine Fungusbildung oder sonstige Zeichen der Verunreinigung entdeckt werden. Die Analyse zeigt aber, dass die in den Fluss gelassenen Wässer noch eine bedeutende Menge fäulnissfähiger organischer Theile gelöst enthalten; der Eintritt der Fäulniss kann durch den Zusatz von Eisenchlorid nur verzögert, nicht aber verhindert werden. —

Eine andere Reinigungsmethode, die sogenannte Bird'sche, mit roher schwefelsaurer Thonerde und nachfolgender Filtration durch Koaks wird in Stroud, Gloucestershire ausgeführt. Hier werden täglich 675000 bis 900000 Liter Schleusenwässer mit etwa 330 Kl. gepulverten Thon behandelt, dem einige Tage vorher 60 Kl. Schwefelsäure zugesetzt worden sind. Die Schleusenwässer beaufschlagen ein kleines Wasserrad, welches den Zutritt der rohen schwefelsauren Thonerde aus einem Trichter regulirt. Die damit versetzten Wässer fliessen nach einem Absatzgefäss und dann unter einem zweiten Trichter weg, aus dem sie einen weiteren Zusatz von schwefelsaurer Thonerde erhalten. Dann fliessen sie in ein Absatzgefäss und darauf durch drei Koaksfilter. Der Koaks wird in dem ersten Filter alle vierzehn Tage und in dem letzten jeden Monat erneuert; der gebrauchte Koaks wird zur Kesselfeuerung benutzt.

Jacobsen schlägt vor, derartige Wässer mit der Lösung

eines Phosphates in Schwefelsäure zu fällen und den Absatz als Dünger zu verwerthen.

E. Hills lässt die Cloakenflüssigkeit in eine luftdicht verschliessbare Kufe fliessen, in welche von einer Seite Aetzkalk eingeführt, von einer zweiten ein Luftstrom durch das Schlammgemenge getrieben wird. Das durch den Kalk freigesetzte Ammoniak wird gleichzeitig mit Schwefelwasserstoffgas durch eine zweite mit der ersten in Verbindung stehende Kufe geführt, welche mit einer wässerigen Lösung von Schwefelsäure oder mit dünner Salzsäure gefüllt ist; in beiden Fällen wird das Ammoniak fixirt und Schwefel aus dem Schwefelwasserstoff abgeschieden.

Süvern verwandelt 100 Theile Aetzkalk zu einem Brei und mengt demselben $7^1/_2$ bis 15 Theile Kohlentheer in der Art zu, dass sich die letzte Substanz ganz auflöst und verschwindet. Diese Masse wird dann mit 15 Theilen Wasser vermengt, der sodann 15 bis 25 Theile geglühtes Chlormagnesium beigegeben werden. Diese Mischung besitzt nun die vorzüglichste Eigenschaft, das schmutzige Wasser in ein reines, geniessbares zu verwandeln. Der Niederschlag besitzt ausserdem die Eigenschaft, einen trefflichen Dünger abzugeben.

C. Schrader und M. Behrend äussern sich über die Wirkung der Süvern'schen Masse in folgender Weise:

Die genannte (Süvern'sche) Masse besteht aus Kalk, Chlormagnesium und Theer. Der Kalk ist, wie allgemein bekannt, ein treffliches Desodorisations-, auch unter Umständen Desinfectionsmittel. Als Desodorisationsmittel wirkt der Kalk, um die bei der Fäulniss auftretenden übelriechenden fetten Säuren, wie Buttersäure, Propionsäure u. s. w. zu beseitigen; als Desinfectionsmittel, da bei sehr starker Alkalinität die Gährungserreger schwer zur Entwickelung kommen. Diese letzteren werden so lange an ihrer Fortpflanzung behindert, als überschüssiger Kalk in den Flüssigkeiten vorhanden. Sehr lange dauert dieses nicht, da die Kohlensäure der Luft den Kalk aus seinen Lösungen präcipitirt und dann die Stoffe noch leichter als früher in Fäulniss übergehen, da dieselben durch den Kalk in einen bei Weitem leichter zersetzbaren Zustand gebracht worden sind. Ausserdem gebraucht man, um nach dieser Richtung mit Kalk Erfolge zu erzielen, sehr erhebliche Mengen.

Das in der Masse befindliche Chlormagnesium gehört zu den Körpern, welche in die Klasse der Desodorisationsmittel zu stellen sind. Jede faulige Gährung liefert neben anderen Produkten Ammoniakverbindungen.

Das Chlormagnesium hat die Eigenschaft, mit dem Ammoniak eine geruchlose Verbindung einzugehen und sich zu Chlorammonium-Magnesium zu verbinden. Das Chlormagnesium wirkt nach der Richtung des Eisenvitriols. Man hemmt den Ammoniakgeruch, aber zerstört keine Gährungserreger in den Latrinen oder der Luft.

Der dritte Bestandtheil der Süvern'schen Masse wirkt hauptsächlich durch seinen Gehalt an Carbolsäure und deren Homologen, welche Körper par excellence als gährungsverhindernde und zerstörende Mittel erkannt sind. Allein in der Form, wie der Theer hier geboten ist, werden die antiseptischen Eigenschaften den geringen Mengen von Carbolsäure und deren Homologen, welche der Theer enthält, mehr als beeinträchtigt. Der Theer wird nämlich bei Herstellung der Süvern'schen Masse mit Kalk behandelt. Man bindet dadurch die im Theer enthaltene Carbolsäure an Kalk und stellt Kalksalze der Carbolsäure und deren Homologen her. Nun geben selbst die Anhänger des Süvern'schen Verfahrens zu, dass Kalk und Carbolsäure bei einer Verbindung ihre desinficirende Kraft gegenseitig beeinträchtigen. Die Carbolsäure verliert nämlich hierdurch die Eigenschaft, sich verflüchtigen und diffundiren zu können, d. h. sich der Luft mitzutheilen und so die in derselben enthaltenen Keime und Sporen zu tödten; auch erleidet sie weitere tiefgreifende Zersetzungen.

Die Vertheidiger des Süvern'schen Verfahrens helfen sich nun aus diesem Dilemma und sagen: „Durch die Behandlung des Theeres mit Kalk entsteht etwas ganz Eigenthümliches. — Dieses neue Produkt beschränkt in weit höherem Grade die Zersetzungsquellen nicht nur in den Massen (Faeces), sondern sogar in der Atmosphäre — als die Carbolsäure". Dass hier Trugschlüsse stattfinden, liegt sehr auf der Hand.

Nach Hausmann's Bericht ist der Kalk in Süvern'scher Masse die Hauptsache. Das Chlormagnesium bindet das bei der Behandlung der Kanalwässer mit Kalk sich entwickelnde Ammoniak. Derartig behandelte Wässer zeigten nach kurzer Zeit, besonders bei warmer Witterung, reichliche Mengen von Bacterien, d. h. gingen in Zersetzung über; der Zusatz von Theer endlich bewirkte, dass die Entwickelung von Zersetzungsorganismen auf etwas längere Zeit in den Kanalwässern verhindert ward. Nebenbei schadet der Theer dem Dünger und ist nur da zu verwenden, wo man auf den Dungwerth keinen Werth legt. — In ähnlicher Weise spricht sich Liebreich in der Schrift „Reinigung und Entwässerung Berlins (Berlin 1870)“ aus: „Nach diesen Untersuchungen dient die Süvern'sche Masse zur Reinigung von Flüssigkeiten, welche Excremente, Abfälle u. s. w. enthalten, wie solche die Kanäle von Städten, von grösseren Häusercomplexen, Fabriken und dergleichen mehr liefern, denn: 1. Die Süvern'sche Desinfectionsmasse ist wohl geeignet, die Fäulniss und Gährung eines Cloakenwassers durch Praecipitation sofort aufzuheben, hindert jedoch eine spätere Nachgährung nicht. 2. Der Niederschlag enthält ausser den gesammten suspendirten Stoffen den grössten Theil der gelöst gewesenen Phosphorsäure. 3. Der Dungwerth des Niederschlages ist nur unter ganz bestimmten Umständen als ein erheblicher zu bezeichnen. 4. Das abfliessende Wasser enthält neben gelöstem Kalk die gesammten durch Kalk in weitere Zersetzung gebrachten extractiven Materien und ausserdem den bei Weitem grössten Theil der Alkalien.“

Es ergiebt sich aus diesen Untersuchungen ferner, besonders im Zusammenhang mit dem mikroskopischen Befunde, „dass die Süvern'sche Masse zur Desinfection wohl geeignet ist, jedoch unzureichend einen dauernd günstigen Einfluss in einem Cloakenwasser u. dgl. auszuüben, da mit dem Ausfällen des Kalkes neue Fäulniss und Gährung eintreten wird.“ — Aus diesem Allen geht hervor, dass die Süvern'sche Masse ausschliesslich zur Reinigung der Kanalwässer, Schleusen u. dgl. m. an Städten, Gebäudecomplexen und wo die dazu nöthigen Anlagen vorhanden sind, benutzt wird und werden kann, d. h. von Stoffen, die sehr flüssig, nicht stagnirend sind und denen mit verhältnissmässig grossen Massen von Desinfectionsmitteln beizukommen ist. Von einer Desinfection der Luft, von Räumen, Abtrittsschlotten, stagnirenden Gruben, Latrinen, Fässern, Kellern, Gerbereien, Schlächtereien u. d. m. kann jedoch keine Rede sein. Diese Dinge verlangen behufs Desinfection Stoffe, die einmal absolut und momentan antiseptisch wirken und dann diffusionsfähig sind, d. h. welche selbst gasförmig sind oder werden können und so Zersetzungsgase und die Luft erfüllende Miasmen tödten: ferner wird zu derartiger Desinfection ein Stoff erfordert, der in geringen Mengen wirksam, und der auch keine der zu desinficirenden Gegenstände schädigende Eigenschaft besitzt, also weder alkalisch noch sauer ist. Die Süvern'sche

Masse ist aber stark alkalisch und schädigt alles Holzwerk, Stoffe, Kleider, Schuhwerk und andere Gegenstände.

Professor R. Virchow stellte im pathologischen Institut zu Berlin ebenfalls Versuche zur Prüfung der Wirksamkeit der von Süvern erfundenen Desinfectionsmasse an. Es wurden dabei Mischungen von 240 Theilen Wasser, 100 Theilen Kalk, 10, 40 oder 70 Theilen Chlormagnesium und 6, 12 oder 18 Theilen Theer angewendet und damit der Inhalt von Abzugskanälen behandelt. Das nicht desinficirte Kanalwasser bildete eine sehr trübe, grünlichgraue Flüssigkeit von ausserordentlich üblen Geruche, gab mehr oder weniger reichlichen schwarzen Bodensatz und enthielt regelmässig eine gewisse Menge organisirter Wesen. Nach dem Desinficiren waren die Proben sämmtlich klar und farblos und rochen vorherrschend nach Steinkohlentheer. Nach einiger Zeit bildete sich in ihnen ein gelblichweisser Bodensatz und an derselben ein zartes Oberhäutchen aus Krystallen von kohlensaurem Kalk bestehend. Die organisirten und nicht organisirten Vereinigungen fehlten gänzlich. Die Flüssigkeiten waren sehr stark alkalisch, vorzüglich durch Gehalt an Kalk. Das Oberhäutchen, welches durch Einwirkung der atmosphärischen Kohlensäure entstand, sank allmälig zu Boden, bildete sich aber aufs Neue wieder. Durch diesen Vorgang wurden die aus der Luft zugeführten Organismen in den Bodensatz mit hinabgezogen. So konnten die Abflusswässer meist 8 bis 10 Tage aufbewahrt werden, ohne dass sich in ihnen Zersetzungsorganismen entwickelt hätten. Nach längerer Zeit, besonders bei warmer Witterung, zeigten sich allerdings reichliche Mengen von Bakterien, durch sorgfältigen Verschluss gegen die atmosphärische Luft gelang es aber, die Flüssigkeit weit länger vollkommen rein zu erhalten. — Der Kalkgehalt des Süvern'schen Mittels ist offenbar von der grössten Wichtigkeit für die Zerstörung und Verhinderung des organischen Lebens. Der Kalk bewirkt nämlich bei der Desinfection einen Niederschlag im Kanalwasser und begräbt sämmtliche Organismen im Bodensatz. Durch Versuche wurde bewiesen, dass der Kalk allein eine vollkommene Klärung des Cloakeninhalts bewirkt, jede Art organischen Lebens tödtet und seine Entwickelung auf eine Zeit von etwa 10 Tagen verhindert. Ein starker Geruch nach Ammoniak, welcher sich bei der Desinfection mit blossem Kalke entwickelt, wird durch Zusatz von Chlormagnesium vermieden. Der Zusatz von Theer endlich bewirkt, dass die Entwickelung von Zersetzungsorganismen auf verhältnissmässig längere Zeit verhindert wird. Zur vollkommenen Desinfection waren auf 1000 Gewichtstheile Kanalwasser 10 Gewichtstheile der Süvern'schen Mischung erforderlich.

Ebenso schädlich und gesundheitsgefährlich wie die Abfallstoffe (Excremente) sind die Abfallwässer der Fabriken. Die Abfallwässer der Tuchfabriken sind hauptsächlich die Walkwässer und die ersten Spülwässer, welche ausser Seife sämmtliche lösliche Substanzen enthalten, welche bei der Färberei und Weberei den Tuchen einverleibt und von diesen nicht in unlöslicher Form, z. B. als Farbstoffe, zurückgehalten sind; ausserdem sind denselben noch mechanisch Wollfasern beigemengt. Je nach der Farbe der gewalkten Tuche sind die Walkwässer mehr oder weniger gefärbt, von hellgrau bis blauschwarz; sie enthalten ferner Oel aus der Spinnerei bis zu 15 % des Garngewichtes und zum Walken verbrauchte Seife bis zu 30 % des Tuchgewichtes, ausserdem den zum Stärken der Ketten angewendeten Leim. Wenn dieselben längere Zeit sich selbst überlassen bleiben, so reagiren sie sauer und es tritt unter Zersetzung derselben ein höchst unangenehmer Geruch, vornehmlich nach Schwefelwasserstoff auf. Die Verfahrungsweisen, welche in der Aachener Gegend angewendet werden, um Walkwässer zu Gute zu machen, resp. zu desinficiren, kann man zweckmässig bezeichnen als das Säureverfahren und das Kalkverfahren.

a) Das Säureverfahren, der Einfachheit wegen am meisten angewendet, wird von den Tuchfabriken selbst nicht ausgeübt, vielmehr ist die Verwerthung der Wässer in die Hände besonderer Stearinsäurefabrikanten gelegt, welche die in den Tuchfabriken vorläufig abgeschiedenen Massen in besonderen Etablissements weiter verarbeiten. Bei diesem Processe wird das Walkwasser in den Tuchfabriken in Fässern, hölzernen Kästen von verschiedener, aber immerhin geringer Grösse aufgefangen und durch Schwefelsäure zersetzt. Die abgeschiedene, schwarze, sehr verunreinigte, Wollfasern einschliessende Fettsäuremasse wird abgeschöpft und in Fässern nach den Stearinsäurefabriken gefahren; die schmutzige salzhaltige Flüssigkeit jedoch abgelassen. In den Stearinsäurefabriken wird die Fettmasse zunächst abgepresst, wodurch Wollhaare und dergleichen zurückbleiben und hierauf in eisernen Blasen durch directes Feuer unter Beihülfe von überhitztem Wasserdampf der Destillation unterworfen, wodurch ein Gemenge von Oleïnsäure und festen Fettsäuren erhalten wird. Dasselbe wird durch kaltes und nachheriges warmes

Pressen in Oleïnsäure und feste Fettsäuren geschieden, welche letzteren direkt zum Kerzengiessen verwendet werden.

b) Das Kalkverfahren beruht auf der Unlöslichkeit der Kalkseife und demnach in der Zersetzung der Seifenwässer durch Aetzkalk oder Chlorcalcium. Dasselbe ist in Aachen von Schwamborn zuerst und zwar mit grossem Erfolg ohne nennenswerthe Kosten eingeführt worden und erfreut sich einer stets wachsenden Aufnahme. Die Schwierigkeit der Ausführung lag anfangs in der Trennung der Kalkseife von der Flüssigkeit und in der Ueberführung der nassen Kalkseife in ein trockenes verwerthbares Produkt; beides ist jetzt auf eine einfache Weise erreicht. — Zunächst befinden sich an den Walk- und Spülmaschinen zwei Abzugskanäle, der eine zur Leitung der zuerst dicken, allmälig sich verdünnenden Brühe in ein Sammelbassin, der andere zur direkten Abführung des nachfolgenden, zum Fortlaufen in die Bäche geeigneten klaren Wassers. Ist das Sammelbassin *a* (Fig. 6. *I*) — zu 250 Cbm. Inhalt angenommen —

Fig. 6.

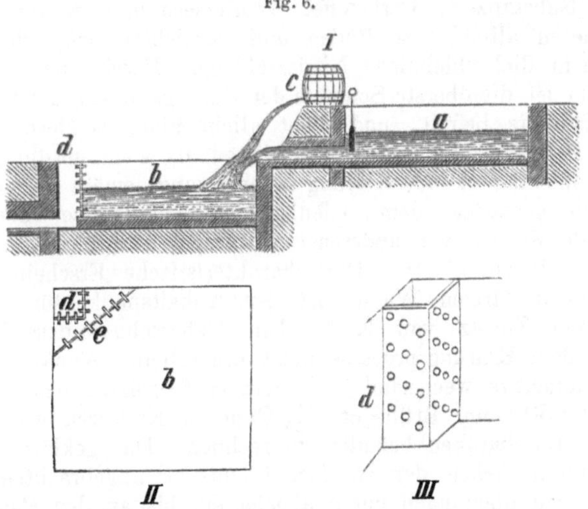

gefüllt, was bei einem Verbrauch von etwa 1000 Kl. Seife, die im Mittel zu 25 % einem Quantum von 4000 Kl. damit gewalkter roher Tuchwaare entsprechen, in etwa 14 Tagen der Fall ist, so wird sein Inhalt durch einen am Boden desselben befindlichen Canal in einen tiefer liegenden, gleich grossen Behälter, das Zersetzungsbassin *b*, abgelassen, gleichzeitig aber zum Zwecke innigster Mischung aus einem höher stehenden Gefässe *c*, z. B. aus einer mit einem Zapfen versehenen Bütte, ein dünner Strahl Kalkmilch der Abflussrinne zugeführt. Ein abschüssiges Terrain ist der Ausführung günstig und muss, wo es mangelt, durch Pumpen ersetzt werden. Der Boden des Zersetzungsbassins *b* ist aus drei Lagen Ziegelsteinen gebildet; die unterste liegt flach, darauf hochkantig die mittlere Lage mit so grossen Zwischenräumen, als es die oberste wieder glatte Lage, welche mit Mörtel verbunden ist, gestattet. Dieses Canalsystem hat Neigung nach einer Ecke des Bassins und Verbindung mit einem daselbst fest eingepassten, über einen Abflusskanal angebrachten prismatischen Holztrichter *d* (Fig. 6. *III*) der bis zur Höhe des Bassins reicht und mit einer schräg aufsteigenden Reihe von Löchern, welche beim Einlassen der Brühe durch Holzzapfen verschlossen sind, versehen ist. Die Zersetzung findet augenblicklich nach dem Einströmen in das Bassin statt. Die Kalkseife scheidet sich im flockigen Zustande ab, hüllt hierbei die festen suspendirten Substanzen, Farbstoffe, Wollfasern u. s. w. ein, sinkt mit diesen allmälig zu Boden und verdichtet sich schliesslich zu einem dickschleimigen Niederschlage. Bereits nach einigen Minuten ist die oberste Schichte der Flüssigkeit von der flockigen Ausscheidung befreit, und nicht allein klar, sondern farblos. Diese sich sowohl auf die suspendirten als auch auf die gelösten Farbstoffe erstreckende Klärung ist erfahrungsgemäss so energisch, dass sie gestattet, dem seifenhaltigen Abfallwasser noch bedeutende Mengen von anderen Farbwässern zuzuführen, um dieselben mit zu klären. Die charakteristische Erscheinung der Flocken im freien Wasser ist der Anhaltspunkt für den genügenden Zusatz von Kalk. Ein Ueberschuss desselben ist indess dem Klärungsprocesse nicht hinderlich. Annähernd, jedoch immerhin wechselnd nach dem Seifengehalte des Wassers, ist auf 250 Cbm. Brühe ca. $^3/_{10}$ Cbm. an Kalkbrei, wie er sich in den Löschgruben befindet, zu rechnen. Das geklärte Wasser wird durch Ziehen der an dem Trichter *d* angebrachten Holzzapfen von oben nach unten abgelassen, bis an den Punkt, wo die dickschlammige Kalkseife sich abgelagert befindet; zur besseren Handtirung ist dabei eine quer vor den Trichter bis zur Mitte der Bassinhöhe anzubringende Bretterwand *e* (Fig. 6. *II*), welche ebenfalls mit Zapfen versehen ist, noch empfehlenswerth. — Das weitere Entwässern geschieht theils in Folge der Verdunstung, welche durch das Rissigwerden und Aufklaffen des Schlammes unterstützt wird, theils durch Filtration in den Kanal des Bodens. Eine Bestätigung dieser Annahme giebt nach mehreren Tagen im Grossen das Bild des am Boden liegenden, angetrockneten, ganz zerklüfteten Stoffes. Dieser Teig wird zu seiner ferneren Trocknung auf den Rand des Behälters ausgeworfen und dort möglichst ausgebreitet. Im Winter findet das Trocknen, je nach den örtlichen klimatischen Verhältnissen, zuletzt unter Dach auf geeigneten Stellagen seine Erledigung. Gestattet die Oertlichkeit die Anlage noch eines zweiten Zersetzungsbassins, so wird die Trocknung wegen der dadurch gewonnenen doppelten Zeit sehr erleichtert. Die Kalkseife hält die letzten Antheile der Feuchtigkeit längere Zeit zurück, während sie vermöge ihrer fettigen Beschaffenheit, resp. des Mangels an Adhäsion neu hinzutretendes Wasser z. B. bei Regengüssen nicht wieder aufnimmt.

In diesem Zustande stellt sie eine schieferartige, mehr oder weniger feste Masse dar, welche sich mit dem Messer gut schneiden und ebenso leicht zerkleinern lässt. Die Zusammensetzung derselben ist verschieden je nach der Kalkmenge, welche angewendet wurde, und je nach der Menge der mechanisch beigemengten und der aufgelösten fremden Körper. Zwei Analysen der Kalkseife, welche zu verschiedenen Zeiten erhalten wurden, gaben folgende Zahlen:

	I	II
Wasser	3,11 pCt.	22,60 pCt. (Wasser, Kalk und Eisenoxyd)
Kalk und Eisenoxyd . . .	18,47 „	
Fettsäure	71,96 „	61,02 „
Haare, Schmutz, Farbstoff etc.	6,46 „	16,30 „

Hieraus geht zunächst hervor, dass der Gehalt an Fettsäure bedeutend schwankt, hervorgerufen durch den sehr wechselnden Gehalt an Schmutz, Farbstoffen u. dgl. m., dann aber auch, dass die Kalkseife im Momente der Entstehung befähigt ist, eine überraschend grosse Menge suspendirter Körper einzuschliessen und mit abzuscheiden. Der grosse Process hat in dem Aeussern viel Aehnlichkeit mit dem Scheiden des Rübensaftes durch Kalk und hat die grosse Wirksamkeit der gebildeten Kalkseife seiner Zeit Basset Veranlassung gegeben, Natronseife zum Präcipitiren des Kalkes, der Stickstoffkörper u. dgl. m. in dem Rübensafte vorzuschlagen. Man kann in der That dem Walkwasser noch grosse Mengen von Farbstoff und unlöslicher Körper in Suspension beifügen und erreicht doch eine vollständige Klärung des Wassers. Die Kalkseife wird in Aachen an Privat-Gasanstalten verkauft. Im Gemenge mit Steinkohlen wird daraus ein vorzügliches Leuchtgas erzielt, welches fast nicht gereinigt zu werden braucht. Sicherlich wirkt hier der gebundene und überschüssige Kalk der Seife schon reinigend in den Gasregeneratoren, insofern er sich mit dem Schwefel der Steinkohlen verbindet.

Wird die Kalkseife mit Salzsäure zersetzt, hierauf mit Aether oder Schwefelkohlenstoff behandelt und alsdann abfiltrirt, so bleibt nach dem Verdampfen der Lösungsmittel die Fettsäure in einem Zustande zurück, welcher eine sofortige Verwendung derselben zur Seifenfabrikation gestattet. Die Wiedergewinnung der Fettsäure mit Hülfe des Schwefelkohlenstoffes dürfte um so weniger Schwierigkeit bieten, als dieses Lösungsmittel ganz in derselben Weise zur Extraction von Oelsamen etc. schon längere Zeit in Gebrauch ist. Es unterliegt nun keinem Zweifel, dass auch die Wollschweisswässer nach dem Kalkverfahren zu Gute, richtiger gesagt, unschädlich gemacht werden können und dass es sich für diejenigen Tuchfabriken, welche die rohen Wollen selbst waschen, empfiehlt, die Schweisswässer gleichzeitig mit dem Walkwasser zu verarbeiten. Was nun die Frage betrifft, welchem Verfahren der Verarbeitung der Wässer der Vorzug gebührt, dem Säure- oder dem Kalkverfahren, so ist, gestützt auf die Versuche im Grossen, dann auch in Betreff der Einrichtungen ganz entschieden dem Kalkverfahren das Wort zu reden. Bei dem Säureverfahren werden zwar die Fettsäuren abgeschieden, allein man muss hier einen Ueberschuss von Schwefelsäure anwenden und das ganze Quantum der Flüssigkeit durch direkten Dampf erhitzen, wodurch dasselbe kostspielig wird. Dabei werden die organischen Körper, welche sich in Suspension befinden, nur zum geringen Theil entfernt, die gelösten Substanzen, wie Farbstoffe, Metallsalze u. dgl. m. bleiben ganz in den wässerigen Flüssigkeiten.

Das Kalkverfahren ist einfach, lohnend und entspricht ganz dem Zwecke; man scheidet ohne erhebliche Gewinnungskosten die schmutzigen Laugen in ein werthvolles Produkt und in eine klare alkalische Lauge, welche einer ferneren Zersetzung nicht mehr unterworfen ist und daher zu einer Entwickelung schädlicher Gase nicht mehr Veranlassung geben kann. Die Gewinnungskosten der Kalkseife abgerechnet, werden in runder Zahl 30 % des Werthes der gebrauchten Seife wieder gewonnen. Es ist dies ein Factum, welches in jeder Beziehung befriedigen muss und welches klar darlegt, dass die Methode überall angewendet zu werden verdient. Zur Ausführung derselben brauchen die Sammel- und Präcipitationsbehälter nicht von der Grösse der beschriebenen zu sein, man kann vielmehr dieselben kleiner machen und den Process dafür öfters ausführen. In denjenigen Fabriken, in welchen die Wolle gewaschen und gefärbt wird und mit denen eine Stückfärberei verbunden ist, können alle Abflusswässer mit den Walkwässern vermischt und dann durch Kalk gefällt werden. Die Abflusswässer aus den Färbereien werden in der Aachener Gegend nicht gereinigt, man lässt sie vielmehr direkt in die Flüsse laufen.

J. Thom und Stenhouse gewinnen — nach ihrem englischen Patent — Farb- und Fettstoffe aus den Flüssigkeiten, die zum Schönen gefärbter Zeuge gedient haben, in nachstehender Weise, die besonders vortheilbringend ist, wo es sich um die Abscheidung von Alizarin und dessen Derivativfarben handelt. Die Wässer werden so lange mit Chlorzinnlösung vermischt, als in selben noch ein Niederschlag entsteht und der Mischung wird soviel Kalkmilch zugesetzt, dass die Flüssigkeit freien Kalk enthält. Die Patentinhaber nehmen 20 Gallonen Kalkmilch, welche 43 Pfd. Aetzkalk enthalten, auf 20000 Gallonen Seifenwasser. Nach dem Kalkzusatze wird während 12 Stunden absetzen gelassen und nachher die klare Lösung von dem am Boden angesammelten Niederschlage abgezapft. Dieser Niederschlag wird mit gerade soviel Säure behandelt als erforderlich, um die Fettverbindungen, nicht aber die Farbstoffe zu zersetzen. Es findet sich, dass 310 Pfd. roher Salzsäure für 35860 Pfd. des feuchten Niederschlages ausreichen. Die salzsaure Lösung, in welcher abgeschiedenes Fett und die Farbkörper suspendirt sind, wird durch Flanell filtrirt; die durchgegangene Flüssigkeit (hauptsächlich Chlorcalciumlösung) wird zur Behandlung neuer Mengen von Waschwässern benutzt, die am Filter gebliebenen Rückstände erhitzt man bis zum Schmelzen des Fettes, lässt dann abkühlen und trennt das Fett vom Alizarin entweder durch Auspressen in Säcken oder durch Auslaugen mittelst Petroleums. Der bleibende Farbstoff wird durch Behandlung mit Schwefelsäure und durch nachheriges Waschen mit Wasser gereinigt. Das schwach gefärbte Fett kann gleichfalls auf eine der üblichen Weisen rektificirt werden.

Um die Arsen- und Phosphorsalze aus den zum Fixiren (dem sogenannten „Kothen") oder Beizen gebrauchten Lösungen wieder zu gewinnen, verfahren Hinggin und Stenhouse folgendermaassen: Das Abflusswasser wird mit einem Eisen- oder

Mangansalze vermengt, das Gemenge durch Zusatz von Kalkmilch alkalisch gemacht und absetzen gelassen.

Der das Arsen und den Phosphor enthaltene Niederschlag wird, nach Dekantiren der darüberstehenden, klaren Mutterflüssigkeit, auf Tuchfiltern drainirt, eine Probe desselben auf Gehalt von Basen geprüft und die ganze Masse mit soviel Einfach-Schwefelnatrium versetzt, dass ein Aequivalent dieses letzteren auf je ein Aequivalent Base entfällt; das so erhaltene Gemisch wird mit Wasser flüssig gemacht und in mit Dampf erhitzten Pfannen zwei Stunden lang gekocht. Die resultirende klare Lösung enthält arsenig-, arsen- und phosphorsaures Natron; sollte in derselben auch ein wenig Schwefelnatrium zugegen sein, so oxydirt man es mittelst unterchlorigsauren Natrons.

Daudenart und Verbert wollen die Abflusswässer von Wollwäschereien in der Weise verarbeiten, dass sie dieselben mit Aetzbarytlösung versetzen, so lange noch ein Niederschlag entsteht, nach dem Absetzen die klare Lösung abdampfen und den Rückstand calciniren, wobei ein Gemisch von Pottasche mit etwas Chlorkalium erhalten wird. Aus dem die Fettsäuren enthaltenden Niederschlag werden diese Säuren durch Salzsäure abgeschieden, gewaschen und ausgepresst. Die Chlorbaryumlösung wird mit Magnesiahydrat versetzt und in die Mischung Kohlensäure bis zur vollständigen Fällung des Baryt eingeleitet; der kohlensaure Baryt wird schliesslich durch Calciniren mit Kohle in Aetzbaryt umgewandelt.

Vohl versetzt die bei der Textilindustrie abfallenden ausgenutzten Seifen resp. öl- und fettsäurehaltigen Abflusswässer mit Kalk oder einem Kalksalze und erhält so alle Fettsubstanz in der Form einer festen Kalkseife, die durch Abseihen leicht von der Flüssigkeit zu trennen und nun in trockener Form aufbewahrt werden kann. Da die Kalkseife durch Behandeln mit roher Salzsäure, welche stets schwefelsäurehältig ist, Veranlassung zu Gypsbildung giebt, welche die Abscheidung und Trennung des Oeles von der Lauge ungemein erschwert, so hat H. Vohl in jüngster Zeit Versuche mit einem Magnesiumsalze angestellt, wodurch die Präcipitation der Oel- und Fettsäure ebenso vollständig erfolgt. Die Magnesiaseife nimmt ein viel geringeres Volumen ein, enthält ca. 60 pCt. Fett und giebt bei der Zersetzung mit Schwefelsäure oder schwefelsäurehaltiger Salzsäure keine Veranlassung zu Gypsbildung. —

Es ist bekannt, welchen Schwierigkeiten die Fortleitung der

Abwässer aus Brennereien, Brauereien, Zuckerfabriken und Stärkefabriken etc. häufig begegnet. Einestheils werden die ableitenden Canäle, wenn in denselben die in den Abwässern enthaltenen, suspendirten organischen Theile der Fäulniss anheimfallen, zu wahren Krankheitsherden, welche die Umgegend verpesten, anderentheils gehen die in den Abwässern enthaltenen düngenden Bestandtheile für die Landwirthschaft verloren, wenn, wie dies meistentheils der Fall ist, die Canalwässer in Bäche oder Flüsse geleitet werden. Wir geben im Nachstehenden die Beschreibung einer Vorrichtung der Filtration der Abfallwässer, wie solche von Luhn und Egernuss in der Brauerei in Hütteldorf bei Wien aufgestellt worden ist. Das Filtrationsverfahren ist im Wesentlichen durch Fig. 7 Seitenansicht und Fig. 8 obere Ansicht dargestellt. Hiebei ist nämlich das gesammte Schmutzwasser in einen Canal *A* geleitet, wo dasselbe unterschlägig das Wasserrad *a* in Bewegung setzt. An der Zapfenwelle dieses Wasserrades befindet sich ein conisches Rad, welches in ein zweites auf der stehenden Welle *b* (Fig. 8) eingreift und dieselbe in Bewegung setzt. Die Welle ist durch Seitenstützen gelagert und befindet sich am oberen Ende derselben ein kleines Stirnrad *c* (Fig. 8), welches in ein grösseres Stirnrad *d* (Fig. 7) eingreift, wodurch die zweite stehende Welle *e* (Fig. 8), woran sich ein Rührer *f* (Fig. 7. 8) befindet, in Bewegung gesetzt wird. Dieser Rührer bewegt sich in einem Gefäss *g* (Fig. 7. 8) (Bottich, Kübel oder Fass), worin die Kalkmilch, welche in dem Kasten *h* (Fig. 7. 8) hergerichtet wird, durch den Auslauf *i* (Fig. 8) mit dem Sieb *k* (Fig. 8) abläuft. Durch den Gang des Wasserrades wird die Kalkmilch nach oben geschilderter Einrichtung umgerührt und hat das Gefäss *g* einen regulirbaren Schieber, welcher durch den schnelleren oder langsameren Gang des Wasserrades, der natürlich durch den grösseren oder geringeren Zulauf des Ablaufwassers hervorgerufen wird, sich derart regulirt, dass dem Wasser durch das Rohr *l* (Fig. 7) nicht mehr Kalkmilch zuläuft, als zu dessen Reinigung erforderlich ist. Das Gefäss *m* (Fig. 7. 8) enthält die übrigen Desinfectionssurrogate, welche ausser Kalkmilch zur Reinigung nöthig sind, deren Menge natürlich nach der Beschaffenheit des zu reinigenden Wassers vorher durch Sachverständige bestimmt werden muss. Das am Gefässe *m* befindliche Ventil wird ebenfalls durch den variirenden Gang des Wasserrades regulirt, wodurch eine ganz verhältnissmässige Beimischung herbeigeführt wird, die durch das Rohr *n* (Fig. 7) zum Canal vermittelt wird. Dieser Canal *A*

Fig. 7. Fig. 8.

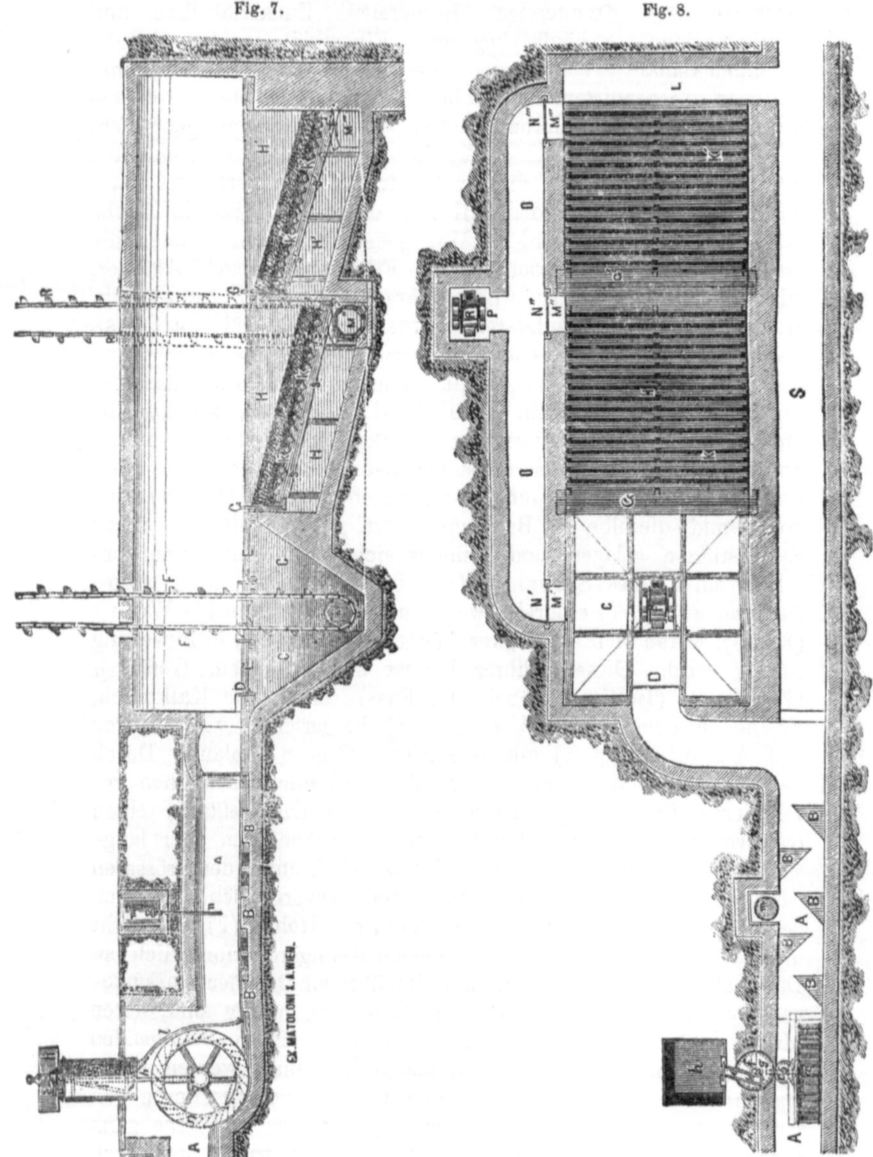

ist wie bei *B* (in Fig. 7. 8) ersichtlich mit Versetzsteinen vermauert, so dass das Wasser sich durch diese Vorrichtung mit der Kalkmilch zuerst und dann mit den übrigen Ingredienzien gehörig vermischt. Von hier fliesst nun die ganze Flüssigkeit in ein grösseres Reservoir *C* (Fig. 7. 8); durch den Holzkasten *D* (Fig. 7. 8) ist dieselbe genöthigt, ihren Weg nach unten zu nehmen, und da dieses Reservoir mit einem Sieb *E* (Fig. 7) überdeckt ist, sind die schwereren oder dickflüssigeren Bestandtheile zur Ablagerung an dieser Stelle gezwungen und werden dieselben leicht und ohne das Wasser aufzurühren durch das Paternosterwerk (Elevator) *F* (Fig. 7. 8) entfernt. Das nun schon vom schlimmsten Schlamm befreite Wasser drückt sich durch das Sieb *E* von unten nach oben und fällt durch den schmalen Raum, welcher bei *G* (Fig. 7. 8) durch einen Holzbalken begrenzt ist, in den unteren Theil des Reservoirs *H* (Fig. 7. 8). Von hier aus muss das Wasser zwischen die in einem Holzgestell 3 (Fig. 7) eingelegten Holzstäbe *K* (Fig. 7. 8) und die hierauf gehäuften Filtrationsbestandtheile, welche aus einer Lage Kohlenschlacken, dann einer Lage Coaks und endlich Schotter und Sand bestehen, passiren. Das Wasser steigt hierauf wieder und fällt durch den schmalen Raum, welcher bei *G'* (Fig. 7. 8) ebenfalls mit einem Holzbalken begrenzt ist, in den unteren Raum des Reservoirs *H'* (Fig. 7. 8), welches gleich dem Reservoir *H* (Fig. 7. 8) construirt ist und in welchem das Wasser dieselbe Filterprocedur durchzumachen hat, von wo dasselbe alsdann in den Canal *L* abfliesst.

Die Oeffnungen *M'*, *M''*, *M'''* (Fig. 7. 8) der Reservoirs *C*, *H* und *H'*, welche durch die Schieber *N'*, *N''*, *N'''* (Fig. 8) mit dem Canal *O* (Fig. 8) correspondiren und sämmtlich in den Schacht *P* (Fig. 8), einmünden, worin ein zweites Paternosterwerk *R* (Fig. 7. 8) angelegt ist, dienen dazu, um den sich unter der Filtrationslage angesammelten Schlamm und Unrath derart zu entfernen, dass immer nur ein Schieber geöffnet wird und das Paternosterwerk so lange in Thätigkeit bleibt, bis letzteres reines Wasser fördert, während die Filtration in ununterbrochener Thätigkeit verbleibt. Der Canal S (Fig. 8) dient dazu, um bei etwaigen Vorkommnissen in der Filtrationsanlage dem Wasser freien Abzug zu gestatten.

Die Vortheile dieser Einrichtung bestehen vorzüglich in der Selbstthätigkeit; denn nur die Elevatoren, welche den Schmutz in entsprechende Fuhrfässer fördern, um ihn auf den Acker als Dünger zu bringen, werden von der Hand leicht bewegt; ebenso ist die Benützung des Wasserniveau's ein sehr grosser Gedanke;

endlich ist die Bedienung der ganzen Einrichtung eine äusserst leichte und höchst einfache und die ganze Sache ist ohne grossen Kostenaufwand leicht anzulegen.

Wenn wir jedoch die bisher vorgeschlagenen zahlreichen Desinfections-Verfahren näher betrachten, so kommen wir zu der Ueberzeugung, dass bis jetzt weder ein Mittel noch ein Verfahren besteht, welches mit voller Sicherheit und gänzlich die Auswurfstoffe und Abwässer desinficiren, reinigen würde.

Alle bekannten Desinfectionsmittel wirken nur vorübergehend und zeitweise!

Sach-Register.